Zauber der Qigong-Kugeln

Dr. med. Christoph Kunkel
Martina Seith-Karow

Zauber der Qigong-Kugeln

Neuentdeckte Energie-Übungen für jeden Tag

FALKEN
Taschenbuch

Vom selben Autor ist im FALKEN Verlag erschienen:
Chinesische Fünf-Elemente-Ernährung (Nr. 68005)
Der Titel ist überall dort erhältlich, wo es Bücher gibt.

Sie finden uns im Internet: **www.falken.de**

Der Text dieses Buches entspricht den Regeln der neuen deutschen Rechtschreibung.

Dieses Buch wurde auf chlorfrei gebleichtem und säurefreiem Papier gedruckt.

Dank an Tina, meine Frau, die viele Qigong-Übungen schuf und mit Diana Hofmann, dem „Fotomodell", ausprobierte.

Dr. Chr. Kunkel

ISBN 3 635 60446 1

Umschlaggestaltung: Zembsch' Werkstatt, München
Redaktion: Anja Schmidt, München/Ronit Jariv
Herstellung: Bettina Christ
Titelbild: Interfoto, München/Pepita
Fotos: Studio Team Zöltsch, Langen
Zeichnungen: Margrit Stüber, Niedernhausen: 31, 32; **FALKEN Archiv:** Gerhard Scholz, Dornburg: 70–77; Daniela Schneider, Frankfurt/M.: 16
Satz: lithotronic creative repro gmbh, Frankfurt/Main
Druck: Freiburger Graphische Betriebe GmbH, Freiburg

817 2635 4453 6271

Inhalt

Ein Kästchen mit Kugeln 7
Qigong-Kugeln – ein Spiel mit der Energie 8

Die Welt der Traditionellen Chinesischen Medizin 10
Die Grundlagen der Traditionellen Chinesischen Medizin 11
Das Fünf-Elemente-System und die Fünf Wandlungsphasen 11
Die Urkräfte Yin und Yang 15
Die Organlehre der chinesischen Medizin 16
Die Krankheitslehre der Traditionellen Chinesischen Medizin 18
Das Meridiansystem 23
Das Qi 24
Reflexzonentherapie 26
Akupunktur, Akupressur 27
Die Hand 29

Gesund und fit mit den Qigong-Kugeln 35
Die Wahl der Kugeln 37
Eine besondere Kugel: Die Jadekugel 39
So können Sie die Kugeln einsetzen 40
Das Rollen der Kugeln 40
Das Kugelspiel 40
Übungen mit einer Kugel 41
Übungen mit zwei Kugeln 43
Gleichgewichts- und Koordinationsübungen 47
Die Spirale 47
Die Acht 48
Die Teetasse 48
Die „Qi-Bälle" 50
Qigong mit Qigong-Kugeln 51
Stehen wie ein Pfahl 52
Stehen wie ein Pfahl mit Qigong-Kugeln 53
Zum Himmel strecken und auf die Wolken setzen 54
Zum Himmel strecken und auf die Wolken setzen mit Qigong-Kugeln 55
Rollende Kugeln 55
Aktivierung der Energiezentren 56
Rollen entlang der Oberschenkel 56
Bauchnabelkreisen 57
Rollen in der Nierengegend 57
Abklopfen der Meridiane 58

Qigong-Kugeln und Taijiquan 59
- Der wankende Seemann 59
- Der Bogenschritt 60

Qigong-Kugeln für Kinder 61
- Kleinkindmassage 62
- Kugeltraining für Kinder 62

Akupressur mit Qigong-Kugeln 63

Der Einsatz der Qigong-Kugeln bei bestimmten Erkrankungen 68
- Die Rückenmassage mit Qigong-Kugeln bei chronischen Erkrankungen 69
- Jadekugeln bei Nierenleiden 70
- Verstopfung 71
- Hoher Blutdruck 71

Anhang 72

Die Meridiane und ihre Punkte 72

Ein Kästchen mit Kugeln

Besitzen Sie schon diese bezaubernden, hochglanzpolierten chinesischen Kugeln? Freunde brachten Sie Ihnen vielleicht von der letzten Asienreise mit oder Sie entdeckten sie in einem schmucken Kästchen in einem chinesischen Laden neben Ingwerwurzeln und getrocknetem Fisch. Sie nehmen die kunstvoll gefertigten Kugeln aus dem weichen Futteral und spielen etwas mit ihnen. Die Kugeln liegen angenehm kühl in Ihrer Hand und lassen sich mithilfe der Finger ein wenig in der Handinnenfläche rollen. Das Spiel mit den Kugeln wirkt wohltuend und beruhigend auf Sie. Wenn Sie die Kugeln schütteln, geben sie einen melodischen Glockenklang von sich. Die eine einen etwas helleren, die andere einen etwas dunkleren. Doch was dann? Da die beiliegende Anleitung sehr kurz und meist auf Englisch oder gar auf Chinesisch verfasst ist, werden Ihnen der Einsatz und die Wirkungsweise der Kugeln weitgehend verschlossen bleiben. So werden Sie die Kugeln wohl bald wieder ins Kästchen zurücklegen und, weil es ganz dekorativ aussieht, ins Regal stellen. Wer vermutet schon hinter so einem netten Spielzeug eine Therapiemöglichkeit, die aus dem Jahrtausende alten Wissen der Traditionellen Chinesischen Medizin – kurz TCM – heraus entstanden ist und ganz praktische Möglichkeiten für die Erhaltung der Gesundheit und die Linderung von Beschwerden bereithält?

Holen Sie also die Kugeln wieder vom Regal und begleiten Sie uns auf einer kleinen Reise in die Traditionelle Chinesische Medizin. Falls Sie noch keine Kugeln besitzen, lesen Sie sich ruhig erst etwas in die Anwendung und Wirkungsweisen der Kugeln ein, bevor Sie sich zum Kauf entscheiden. Denn dieses Buch hilft Ihnen bei der Wahl der Kugeln und macht Sie im Übungsteil mit ihrer Handhabung und den vielfältigen Einsatzmöglichkeiten vertraut. Außer der Grundübung – dem Drehen zweier oder mehrerer Kugeln in einer Hand – lassen sich die Kugeln nämlich auch hervorragend zur Akupressur, der Druckbehandlung von Akupunkturpunkten einsetzen. Über die allgemein stimulierende Wirkung der Kugeln hinaus, können Sie so ganz gezielt gegen bestimmte Beschwerden vorgehen. Zu einigen Krankheiten wie Nierenleiden oder hohem Blutdruck haben wir einige kleine Übungen zusammengestellt. Auch lassen sich die Kugeln unterstützend in allgemeine Koordinations- und Gleichgewichtsübungen sowie in Bewegungsfolgen aus dem Taijiquan und Qigong einbeziehen.

Sie werden sehen: Qigong-Kugeln sind universell einsetzbar und für Jung und Alt geeignet. So gibt es extra kleine Kugeln für Kinder, mit denen die Jüngsten spielerisch ihre Feinmotorik und Bewegungskoordination schulen können. Für ältere Menschen hingegen, deren Bewegungsfreiheit vielleicht eingeschränkt ist, die im Rollstuhl sitzen oder bettlägerig sind, bieten die Kugeln eine sehr gute Möglichkeit, auf den gesamten Körper positiv einzuwirken.

Qigong-Kugeln – ein Spiel mit der Energie

Die Kugeln werden bei uns am häufigsten unter dem Namen Qigong-Kugeln angeboten. Qigong heißt – zugegeben sehr frei übersetzt – Energiearbeit oder Arbeit mit der Energie. Und tatsächlich stellt das Spiel mit den Qigong-Kugeln eine der vielen Möglichkeiten der Energieregulation in unserem Körper dar, die die chinesische Medizin bereithält. Wir werden noch andere kennen lernen: das Taijiquan, das Qigong und die Akupunktur.

Dazu müssen Sie wissen, dass sich die chinesische Medizin ausschließlich mit der Energieregulation im Körper befasst und Gesundheit und Krankheit dabei als Ausdruck eines harmonischen bzw. gestörten Gleichgewichts zwischen Mensch und Natur versteht. So alt diese Vorstellung in China auch sein mag, so ist sie doch heute wie damals Grundlage der traditionellen Medizin – ein schlüssiges und umfassendes System, das Therapiemöglichkeiten von der Akupunktur bis hin zur täglichen Ernährung umschließt. Alle beruhen auf denselben Grundlagen und besitzen ein gemeinsames Ziel: die Harmonie und die Ausgeglichenheit des gesamten Menschen zu erreichen und zu erhalten, um dadurch Beschwerden und Krankheiten vorzubeugen, zu lindern und zu heilen. Auch die so „harmlos" aussehenden Qigong-Kugeln können Ihr Wohlbefinden günstig beeinflussen, ebenso wie das eine Akupunkturnadel vermag.

Nun könnten Sie direkt ans Üben gehen. Nehmen Sie die Kugeln, falls Sie schon welche besitzen, in die Hand und rollen Sie sie ein bisschen, während Sie sich in die Traditionelle Chinesische Medizin einlesen. Hier offenbart sich auch schon der erste Vorteil der Kugeln gegenüber anderen Therapieformen: Sie können sie „nebenbei" anwenden. Doch wenn wir vor dem praktischen Teil dieses Buches einen kleinen Ausflug in die Theorie der chinesischen Medizin unternehmen, dann geschieht das aus folgendem Grund:

Wir sind es gewohnt, nach dem Warum und Wieso zu fragen. Wir benötigen die theoretischen Grundlagen, *warum* etwas auf eine bestimmte Weise funktioniert – vor allem, wenn etwas aus einem fremden Kulturkreis kommt. Diese Skepsis ist durchaus berechtigt. Und deshalb will dieses Buch eines leisten: ein Grundverständnis für die Traditionelle Chinesische Medizin und hier speziell für die Wirkungsweise der Qigong-Kugeln wecken.

Das Wesen der Traditionellen Chinesischen Medizin lässt sich jedoch nicht begreifen, wenn man einen Aspekt – wie den der Qigong-Kugeln – aus dem Zusammenhang dieses umfassenden Lehrgebäudes und seinem kulturellen Hintergrund herausreißt. Denn wenn wir allein die Tatsache betrachten, dass ein TCM-Arzt mit der Hand oder einer Nadel die chronische Erkrankung eines Organs heilt, würden wir seine Leistung entweder als bloßen Schein abtun oder sie mystifizieren. Beides wird der Traditionellen Chinesischen Medizin nicht gerecht. Sie ist weder Zauberei noch Scharlatanerie, sondern ein über Jahrtausende entwickeltes und immer wieder verfeinertes Heilverfahren. Und vor allem: Sie funktioniert.

Die Welt der Traditionellen Chinesischen Medizin

Es ist nicht ganz leicht, sich der geistigen Welt der Chinesen und speziell der Traditionellen Chinesischen Medizin zu nähern. Zum einen, weil die chinesische Kultur uns nicht nur auf Grund der geografischen Entfernung bis heute weitgehend verschlossen geblieben ist, zum anderen, weil die chinesische Medizin von ganz anderen Grundlagen ausgeht als die westliche.

Der wohl entscheidendste Unterschied zur westlichen Medizin ist, dass die TCM den menschlichen Organismus als geschlossene Einheit versteht, die in einer nicht zu lösenden Wechselbeziehung zur Natur steht. Ist die Beziehung „Mensch – Kosmos“ gestört, kann der Lebens- bzw. Energiefluss im Körper in Mitleidenschaft gezogen werden: der Mensch erkrankt.

Deshalb interessiert den chinesischen Arzt, der nach der TCM therapiert, weniger die messbare Über- oder Unterfunktion des einzelnen erkrankten Organs, sondern er sieht die gestörte Organfunktion als Resultat eines im gesamten Körper bestehenden Ungleichgewichts, das durch eine fehlgesteuerte Innen-Außen-Beziehung ausgelöst wurde. Das kann beispielsweise eine falsche Ernährung oder ein unangepasstes Verhalten auf bestimmte klimatische Einflüsse sein. Diese äußeren Faktoren mögen durch innere Auslöser wie Stress, Trauer oder Angst noch verstärkt werden. Das so im Körper entstandene Ungleichgewicht kann verschiedene Ausprägungen haben, denen der TCM-Arzt nun durch Betrachten, Hören, Riechen, Betasten nachspürt. Eine weitere wichtige Rolle spielt das Fragenstellen, eine spezielle Methode der chinesischen Medizin, die wir noch kennen lernen werden. Aus seiner umfassenden Diagnose entwickelt der Arzt dann eine Therapie, die den Energiefluss harmonisiert, das Gleichgewicht des gesamten Körpers wiederherstellt und damit auch die aktuelle Organerkrankung heilt.

Die messbaren organischen Abläufe bleiben dabei für den chinesischen Arzt immer nur Teilgesichtspunkte eines Krankheitsgeschehens, wenn auch unter Umständen sehr wichtige. Aber erst die Fülle seiner Eindrücke und die vielen auch scheinbar nebensächlichen Äußerungen des Patienten erlauben es ihm, ein differenziertes Krankheitsbild zu erstellen und die daraus resultierende Therapie festzulegen.

Um die Praxis der TCM besser verstehen zu können, sollten wir die Grundlagen der chinesischen Medizin wenigsten in Ansätzen kennen.

Die Grundlagen der Traditionellen Chinesischen Medizin

Die Traditionelle Chinesische Medizin ist eine rund 6000 Jahre alte Heilkunde, die über die Jahrtausende immer wieder neu geordnet, kommentiert und hinsichtlich ihrer Wirksamkeit überprüft wurde. Dass dieses System so lebendig geblieben ist, verdankt es zum einen der ausgeprägten Traditionspflege der Chinesen, die das Wissen ihrer Ahnen von Generation zu Generation bewahren und weitertragen, und zum anderen dem immensen Fleiß der konfuzianischen Beamten. Kein Gegenstand, keine Beobachtung war ihnen zu gering, um ihn nicht in die große Systematik der Traditionellen Chinesischen Medizin einzuordnen. Daraus entwickelten sich Therapiemöglichkeiten, die aufs Feinste auf den individuellen Befund abgestimmt werden können und damit eine sehr große Bandbreite aufweisen. Obwohl die TCM immer wieder „aktualisiert" wurde, hat sich an ihren Grundlagen bis heute nichts geändert: das sind das Fünf-Elemente-System und die Urkräfte Yin und Yang.

Das Fünf-Elemente-System und die Fünf Wandlungsphasen

Das Amt für Pharmakologie und Pharmakopöe in Beijing, Peking, hat es sich zur Aufgabe gemacht, alle in China verwendeten Heilmittel zu sammeln und zu kategorisieren. Noch immer kommen neue hinzu. Die Unterteilung erfolgt nach den gleichen Grundsätzen wie zu Zeiten der taoistischen Weisen, nämlich nach den Fünf Elementen, den *Wu Xing* bzw. den Fünf Wandlungsphasen – ein etwa im 3. Jahrhundert v.Chr. in China entwickeltes Ordnungssystem, das alle Dinge und Vorgänge im Universum den Fünf Elementen zuordnet, nämlich Holz, Feuer, Erde, Metall und Wasser.

Die Fünf Elemente leiten sich aus den vier Himmelsrichtungen und der Mitte, der Erde, ab, von der aus alles erlebt und beobachtet werden kann. Alles Seiende wird in das Fünf-Elemente-System eingeordnet. Grundlage dieser Systematik ist die chinesische Kosmologie, welche die Phänomene der Gestirne, den Wechsel der Jahreszeiten und des Klimas beschrieb und diese Naturbeobachtungen auf die Eigenschaften aller lebenden und leblosen Dinge der Erde übertrug. So wird alles, was aufsteigt und im Entstehen begriffen ist, heftig und plötzlich geschieht, dem Frühling, dem Holz und der Farbe Grün zugesprochen. Alles, was von feuriger Natur ist, seinen Höhepunkt erreicht hat, heiß und brennend ist, entspricht dem Sommer, dem Feuer und der Farbe Rot. Alles, was zur Ansammlung von Feuchtigkeit neigt, süß und duftend ist, rechnet man dem Spätsommer, der Zeit der gelassenen Reife, der Erde und der Farbe Gelb zu. Trockenheit, pikante Schärfe, geschlossene Flächen, alles, was nach unten wirkt, ist dem Herbst, dem Metall und der Farbe Weiß zugehörig. Und schließlich wird alles, was kalt ist und salzig schmeckt, tief im Verborgenen liegt und sich nicht bewegt, dem Winter, dem Wasser und der Farbe Schwarz zugeordnet. Dieses Entsprechungssystem lässt sich beliebig erweitern: um den Ausdruck der Stimme, um Emotionen, den Fruchtstand oder Reifegrad einer Pflanze, den Klang eines Saiten- oder Blasinstrumentes und, und, und. Auch der Mensch findet sich darin wieder. So wird zum Beispiel jemand, der schnell wütend und aufbrausend reagiert, der also viel auffahrende Energie besitzt und in heftigen Bewegungen gestikuliert, dem Frühjahr mit seiner dramatischen, windigen Eigenschaft und seinen aufstrebenden Tendenzen im Wachstum zugeordnet und nach dem dieser Jahreszeit entsprechenden Körperorgan „Leber-Typ" genannt.

Die Fünf Elemente stehen in verschiedenen Bezügen zueinander. Zum einen in der **Hervorbringungsreihe:** Um Feuer zu entfachen, wird Holz benötigt. Das verbrannte Holz zerfällt zu Asche (Erde). Aus der Erde wird Metall gewonnen, das wiederum Wasser abschwitzt, was seinerseits Voraussetzung für das Wachstum von Holz ist. Die **Zerstörungs- oder Überwindungsreihe** entsteht durch das Überspringen eines Elementes nach vorn: Holz verdirbt guten Boden, Erde macht Wasser trübe, Wasser löscht

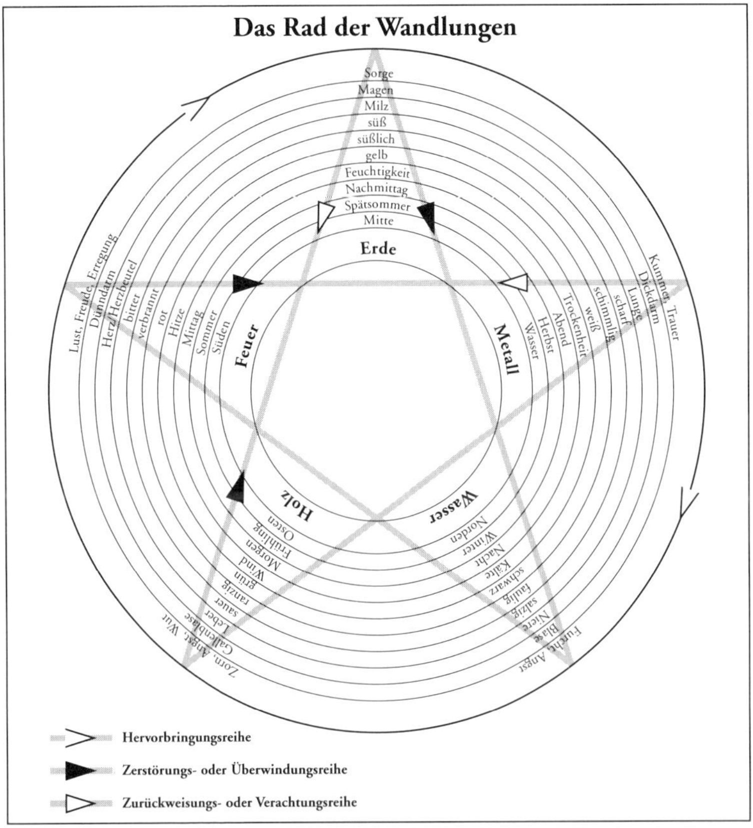

Fünf-Elemente-Kreis mit Hervorbringungs- und Zerstörungsrichtung

Feuer, Feuer schmilzt Metall, Metall schneidet Holz. Eine dritte Beziehung wird **Zurückweisungs- oder Verachtungsreihenfolge** genannt. Ein Element ist so stark, das es das vorvorhergehende Element – ein Element nach hinten wurde übersprungen – „verachtet" oder „zurückweist". Also: Holz verachtet Metall, Metall Feuer, Feuer Wasser, Wasser Erde, Erde Holz.

Gemeinsam mit den Urkräften Yin und Yang können mithilfe des Entsprechungssystems der Fünf Elemente alle körperlichen Funktionen, alle Krankheitsanzeichen und Fehlfunktionen beschrieben werden. Deshalb besitzt dieses System eine zentrale Bedeutung für die Diagnostik und Therapie innerhalb der Traditionellen Chinesischen Medizin. Auf seiner Grundlage wird die Wirkung von Heilkräutern und Nahrungsmitteln beschrieben. Die jeweilige Therapieform, sei es Akupunktur, Qi-fördernde Maßnahmen wie die Qigong-Kugeln oder eine spezielle Heilnahrung, wird aus diesem System heraus entwickelt.

Bei einer Patientin, die an chronischem Durchfall leidet, diagnostiziert der TCM-Arzt nach einer ausgiebigen Untersuchung: „Leber greift Magen an". Die Leberenergie ist bei der Patientin so stark, dass sie immer wieder die normale Verdauungsfunktion des Magens stört. Holz (Leber) attackiert Erde (Milz/Pankreas). Der Arzt stellt nun eine Therapie auf, die das Holz, die Leber, besänftigt und die Erde kräftigt. Dies geschieht auf unterschiedliche Weise. Zum einen bekommt die Patientin eine Heilkräutermischung verschrieben, die die Feuchtigkeit im Körper verteilt, die Leberenergie entspannt und einen Ausgleich zwischen dem Holz- und dem Erdelement herbeiführt. Zum anderen erhält sie eine Akupunkturbehandlung, die ebenfalls diesen Organzusammenhang anspricht, und begleitend dazu eine Diät, welche die Milzenergie der Patientin stärkt und die Leberenergie nicht weiter ankurbelt. Dabei werden grüne Nahrungsmittel wie Spinat oder Blattsalate sowie grünes Gemüse zur Kräftigung der Leber eingesetzt, ebenso wie Nahrungsmittel, die genügend Energie besitzen, um die Milz zu stärken, also „gelbe", zum Beispiel Mais oder Polenta. Zur Regulation von Holz und Erde empfiehlt der TCM-Arzt der Patientin darüber hinaus noch eine spezielle Übung des Qigong, welche die Leberspannung abbaut und die Milzenergie kräftigt; unterstützend können hier auch die Qigong-Kugeln eingesetzt werden. Über diese kombinierte Behandlung werden die Körperabläufe harmonisiert und damit auch die Magenstörung geheilt.

Wir sehen: Ähnlich, wie körperliche Symptome auf Farbe, Geschmack, Geruch und Form hin untersucht werden können, werden auch Heilpflanzen oder Gemüsesorten beschrieben und aufgrund dieser Attribute in der Therapie eingesetzt. So sind die gelben Möhren gut für die Mitte (Erde, Milz/Pankreas), schwarze Pilze oder Bohnen für den Norden (Nieren), grüner Spinat für den Osten (Holz, Leber), rote Chillischoten für den Süden (Feuer, Herz) und weißer Rettich wirkt sich positiv auf den Westen aus (Metall, Lunge). Was für das Gemüse gilt, trifft auch auf die Heilpflanzen zu. Ein Kraut mit süßem Geschmack wirkt auf die Mitte des Körpers, ein salziges auf die Niere, jenes mit saurem Geschmack auf die Leber, das scharfe auf die Lunge und das bittere auf das Herz.

Die Urkräfte Yin und Yang

Yin		**Yang**	
die Erde	der Mond	der Himmel	die Sonne
Herbst	Winter	Frühling	Sommer
das Weibliche	das Untere	das Männliche	das Obere
das Kalte, Kühle	das Wasser	das Warme, Heiße	das Feuer
das Feuchte	der Regen	das Trockene	der Wind
das Innere	das Stille	das Äußere	das Bewegte
das Dunkle	die Nacht	das Helle	der Tag
das Kleine, Schwache	die Rechte	das Große, Starke	die Linke

Die Lehre von den Urkräften Yin und Yang ist neben dem Fünf-Elemente-System die zweite tragende Säule der Traditionellen Chinesischen Medizin. Yin und Yang, das sind die elementaren Kräfte, die alles Existierende formen. Yin steht dabei für die Erde und den Mond, das Weiche, Runde und Fallende, die Ruhe, das passiv Zurückhaltende. Yang für die Sonne und den Sommer, das Kräftige und Kantige, das Steigende, die Bewegung sowie das aktiv Hervorbringende. Yin und Yang sind maximale Gegensätze, aber auch der größte und umfassende Begriff, der praktisch jeden Bereich der TCM umspannt. So tragen alle Dinge, die Yin sind, auch Yang in sich und umgekehrt, während sich die einzelnen Yin- oder Yang-Aspekte wiederum in Yin und Yang unterteilen lassen. So kann es beispielsweise sein, dass bei einer Erkrankung Yang-Symptome in Yin-Symptome umschlagen.

Yin und Yang sind weder gut noch böse. Im Menschen sind beide Kräfte in unterschiedlichem Maße vorhanden. Ist der Mensch gesund, besitzt er ein harmonisches Verhältnis zwischen Yin und Yang. Ist es gestört, können physische oder psychische Störungen auftreten. Ziel der Traditionellen

Chinesischen Medizin ist es, das Gleichgewicht zwischen Yin und Yang wiederherzustellen und so den Patienten zu heilen.

Neben dem Entsprechungssystem der Fünf Elemente und dem Yin-Yang-System als umfassendes Lehrgebäude, besitzt die Funktionslehre der Organe eine für das Verständnis der Traditionellen Chinesischen Medizin entscheidende Bedeutung.

Die Organlehre der chinesischen Medizin

Im Mittelpunkt der chinesischen Organlehre stehen die so genannten Drei Leibeshöhlen. Sie heißen auch die Drei Erwärmer oder der Dreifache Erwärmer, weil in ihnen nach der Lehre der TCM das Lebensfeuer, das Qi, brennt.

Der Obere Erwärmer, oberhalb des Zwerchfells gelegen, beherbergt Herz und Lunge, der Mittlere Erwärmer ist Sitz der Bauchspeicheldrüse und der Leber, während der Untere Erwärmer die Nieren beherbergt. Die Funktion und das Zusammenspiel dieser fünf Hauptorgane, die wiederum dem Fünf-Elemente-System untergeordnet sind, bestimmen Gesundheit und Krankheit, Leben und Tod.

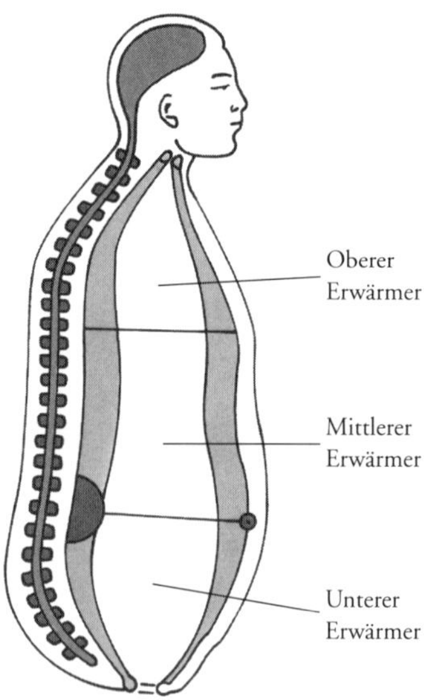

In der TCM werden dem Körper drei Funktionskreise zugeordnet, der so genannte „Dreifache Erwärmer"

Es gibt so genannte Speicherorgane und Transport- oder Hohlorgane. Die Speicherorgane besitzen einen Yin-Charakter, sie bewahren und speichern die „Essenzen", die sie aus dem Nahrungsbrei herausziehen, welchen die Hohlorgane transportieren (Yang-Charakter). Das zentrale Speicherorgan Milz/Pankreas teilt allen anderen Speicherorganen die ihnen entsprechenden „Essenzen" zu, während es das Süße für sich behält. So erhält die Lunge das Pikante, das Herz das Bittere, die Leber das Saure und die Niere das Salzige.

Die Speicherung der „Essenzen", aus denen die Organe ihre Energie beziehen, spielt nach Auffassung der TCM für den Körper eine bedeutendere Rolle als der Transport grobstofflicher Substanzen wie Galle, Blut oder Nahrungsbrei, den die Hohlorgane übernehmen, welche jeweils einem Speicherorgan zugeordnet sind.

Die chinesische Medizin zieht keine scharfe Trennungslinie zwischen den Erkrankungen von Körper und Geist. Sie behandelt seelische und körperliche Symptome gleich und ordnet sie in das Zusammenspiel der Fünf Elemente ein. Seelische und geistige Qualitäten werden dabei den Hauptorganen zugeordnet. Ist eine Organfunktion gestört, kann das negative Auswirkungen auf die Seele haben und umgekehrt.

So weist das Entsprechungssystem dem Herzen, dem „Fürst des Leibes" im Oberen Erwärmer, als Lebensgefühl die Freude zu. Ist die Herzenergie durch das Überwiegen anderer Emotionen wie Sorge, Trauer oder Angst in Mitleidenschaft gezogen, können Depressionen und/oder Schlafstörungen auftreten. Diese werden dann über die Akupunktur von herzstärkenden Punkten oder herzstärkenden Heilkräutern therapiert und nicht – wie oft bei uns – mit Psychopharmaka behandelt.

Bei der Organlehre müssen wir uns vor Augen halten, dass die chinesische Medizin keine Anatomie besitzt, wie wir sie kennen. Während wir die in unserem Körper ablaufenden Prozesse in anatomische Bezüge setzen, sehen die chinesischen Ärzte die Körperfunktionen in energetischen Funktionszusammenhängen. So findet sich der Dreifache Erwärmer auf keiner westlichen Anatomietafel. Er ist auch eigentlich kein Organ, sondern eher eine Funktionseinheit. Sein Wirken wird im Zusammenspiel mit den anderen – anatomisch nachweisbaren – Organen deutlich.

Natürlich besitzen die Körperorgane auch in der chinesischen Medizin eine materielle Funktion. So reguliert auch hier das Herz die Blutzirkulation. Die viel bedeutendere Funktion des Herzens aber ist nicht diese grobstoffliche, sondern die energetische. Denn alle Organe vermögen ihre grobstofflichen Arbeiten nur deshalb zu verrichten, weil es eine Kraft gibt, welche die Materie bewegt. Diese „Energie" bezeichnen die Chinesen als Qi – wir werden später noch darauf zurückkommen. Jedes Organ besitzt sein eigenes Qi, die Lunge ihr Lungen-Qi, das Herz sein Herz-Qi usw. Dieses organbezogene Qi hat nicht nur eine Einzelfunktion, sondern wirkt immer im Zusammenhang mit der Gesamtfunktion des Körpers. Die TCM greift in erster Linie ausgleichend und harmonisierend in das Körpergeschehen ein. Der Qi-Fluss im Körper wird reguliert, damit die Organe ihre Arbeit erledigen können. Und hier setzt auch die Krankheitslehre der chinesischen Medizin an.

Die Krankheitslehre der Traditionellen Chinesischen Medizin

Zwei Patientinnen leiden am prämenstruellen Symptom, kurz PMS. Darunter fasst man regelmäßig vor der Monatsblutung auftretende Beschwerden wie Niedergeschlagenheit, Reizbarkeit, Schlafstörungen und Spannungen im Brust- und Bauchbereich zusammen.

Ein westlicher Arzt wird nun zunächst einmal untersuchen, ob bei den Patientinnen ein Tumor, ein Myom oder eine andere anatomische Veränderung an der Gebärmutter oder den Eierstöcken vorliegt. Falls das nicht der Fall ist, wird er einen Hormonstatus erstellen, um herauszufinden, ob dieser vielleicht gestört ist. Lässt sich bei den Patientinnen mit den zur Verfügung stehenden Laborverfahren auch hier keine Störung nachweisen, sind die Therapiemöglichkeiten des westlichen Arztes, eine Operation oder eine hormonelle Behandlung, im Wesentlichen ausgeschöpft. Er wird nun den beiden Frauen krampflösende und schmerzstillende Mittel verschreiben und ihnen vielleicht Sitzbäder oder eine spezielle Gymnastik empfehlen. Dadurch lassen sich zwar manchmal die Symptome wirksam bekämpfen, aber die Ursache wird bei dieser Vorgehensweise nicht angegangen.

Gezielt und treffsicher geht hier der chinesische Mediziner vor. Natürlich wird ein vorsichtig westlich orientierter TCM-Arzt im Vorfeld auch klären, ob anatomische oder hormonelle Veränderungen bei den Patientinnen vorliegen. Entscheidend bei seiner Diagnose aber ist, dass er aus der Fülle von Symptomen ein individuelles Krankheitsbild erstellt. Erst dann ist eine grundlegende Behandlung über Akupunktur, Heilkräuter oder Qigong möglich.

So stellt der TCM-Arzt nach einer umfassenden Untersuchung bei beiden Patientinnen zwei unterschiedliche Formenkreise des PMS fest. Die erste Patientin klagt über Spannungsgefühle in Bauch und Brust sowie unterhalb der Rippenbögen, über Reizbarkeit, Schwerfälligkeit und Launenhaftigkeit. Der TCM-Arzt beschreibt Ihren Puls als „insgesamt gespannt und auf der linken Mittelposition saitenförmig". Er diagnostiziert eine „Leber-Qi-Stagnation". Seine Therapie zielt nun darauf ab, die Leber zu besänftigen, die Stagnation zu beseitigen und den Geist zu beruhigen.

Im zweiten Fall hingegen liegt ein „Yin-Mangel von Leber und Niere" vor. Die Patientin klagt zwar auch über eine leichte Spannung der Brüste und über Reizbarkeit, doch das übrige Beschwerdebild mit dumpfen Schmerzen in der Rückenregion und in den Knien, Schwindelgefühl, unscharfem Sehen, Gedächtnis- und Schlafstörungen, Trockenheit von Augen und Rachen, Hitze in den Hand- und Fußflächen, geröteter belagloser Zunge und einem oberflächlichen und leeren Puls, ist völlig anders als bei der ersten Patientin. Das Therapieziel des TCM-Arztes ist nun, das Yin von Leber und Niere zu nähren und das Leber-Qi zu bewegen, ohne das Yin dabei zu schädigen.

Mit den unterschiedlichen Therapieansätzen strebt der Arzt der chinesischen Medizin die völlige Beschwerdefreiheit seiner Patientinnen an.

Die westliche Medizin scheint da am besten helfen zu können, wo messbare Befunde vorliegen: wenn eine anatomische Veränderung nachweisbar ist, die operiert werden kann, oder ein biochemischer Befund vorliegt, für den es auf dem Gebiet der Forschung schon eine Hilfe gibt. Je weniger sich allerdings die Symptomatik des Patienten mit solchen Methoden fassen lässt, umso undifferenzierter reagiert die westliche Medizin. Die TCM hingegen ist ausschließlich der Symptomatologie des Menschen verpflichtet. Sie orientiert sich seit alters her fast ausschließlich an den Beschwerden und Hinweisen des Patienten.

Ein Blick auf die Vorgehensweise eines TCM-Arztes wird uns das noch verdeutlichen. Jede Erkrankung wird er zunächst als Zeichen einer Disharmonie von Yin und Yang interpretieren. Innere und äußere Faktoren wie klimatische Bedingungen, Ernährungsweise, seelische und geistige Einflüsse können für dieses Ungleichgewicht verantwortlich sein. Die Aufgabe des TCM-Arztes ist es nun, das vorliegende Ungleichgewicht bei jedem Patienten individuell zu bestimmen und eine fein darauf abgestimmte Therapie zu erstellen.

Bei seiner Untersuchung geht der TCM-Arzt etwa so vor: Zuerst wird er die äußere Erscheinung seines Patienten genau **betrachten.** Dabei kann er an dessen Körperhaltung, am Gang, den Gesten etc. erkennen, ob eine vorherrschende Yang-Energie alles schnell und heftig gestaltet oder ob eine dominierende Yin-Energie alles sanft und langsam ablaufen lässt. An der Gesichtsfarbe, den Augen, den Lippen und der Haarfarbe des Patienten kann der TCM-Arzt die Auswirkung der Fünf Elemente, die Anwesenheit, das Fehlen oder das Vorherrschen eines der fünf Faktoren – Trockenheit, Feuchtigkeit, Hitze, Kälte oder Zugluft – feststellen.

Beim **Abhören** des Patienten kann der TCM-Arzt herausfinden, ob eine Yin- oder Yang-Erkrankung vorliegt. Ist beispielsweise ein Erbrechen laut und würgend, so ist das ein Yang-Erbrechen, wohingegen ein geräuschloses „überschwappendes" Erbrechen Yin zugeordnet wird. Ein Yang-Husten ist laut und krachend, tief sitzend und erstickend dagegen ein Yin-Husten.

Auch die westliche Medizin kennt das **Beriechen** eines Patienten, erkennt zum Beispiel am typischen Aceton-Geruch den Diabetiker. In der chinesischen Medizin werden den Fünf Elementen auch fünf Gerüche zugeordnet und je nachdem, wie die Ausscheidungen des Patienten riechen, ist das jeweils entsprechende Organ bei einer Untersuchung in Betracht zu ziehen. Hat der Patient beispielsweise einen leicht fauligen Geruch, so schließt der TCM-Arzt auf eine Störung der Nierenenergie, bei einem süßlichen Geruch (wie Aceton), denkt er an eine Störung der Mitte, der Milz-Pankreas-Region.

Natürlich wird der TCM-Arzt seinen Patienten auch nach dem Krankheitsverlauf und der Ausprägung seiner Erkrankung **befragen.** Zum Beispiel erkundigt er sich danach, ob dieser drei- bis fünf- oder fünf- bis achtmal am Tag Wasser lässt, ob der Urin hell oder dunkel, klar oder trübe ist. Er stellt immer Entweder-Oder-Fragen, um das eine gegen das andere abgrenzen und damit das Yin und das Yang klar trennen zu können. Sämtliche körperliche Funktionen, sämtliche Stimmungen, die der Patient schildert, seine Geschmacksvorlieben, seine Kleidung, die Art und Weise, wie er träumt oder welche Landschaften er mag, lassen ein sicheres Urteil darüber zu, wie das innere energetische Muster des Patienten beschaffen ist.

Durch **Betasten** wird der Arzt druckempfindliche Stellen des Körpers ausmachen, die Rückschlüsse auf eine innere Erkrankung geben. Besonders geeignet sind dazu die so genannten Alarmpunkte, die über den ganzen Körper verteilt sind. Bei einer energetischen Störung des entsprechenden Organs sind diese Punkte besonders druckempfindlich, bzw. druckbedürftig. Das Gleiche gilt für die Zustimmungspunkte, die auf dem inneren Ast des Blasenmeridians (siehe Abbildung Seite 75) liegen, der über den Rücken verläuft. Auch diese Punkte werden einzelnen Organen zugeordnet.

Ein Patient leidet beispielsweise an Spannungen über dem rechten und linken Rippenbogen. Mit dem Drücken einiger Punkte in dieser Region kann der TCM-Arzt genau feststellen, ob es sich um eine Störung im Leber-Galle-Bereich handelt oder ob der Milz-Magen-Bereich betroffen ist. Sodann kann er die Schmerzen ganz gezielt mittels Akupunktur zum Verschwinden bringen.

Weitere Möglichkeiten der chinesischen Medizin, das Ungleichgewicht im Körper zu definieren, sind die Puls- und Zungendiagnose. Grundlage all dieser Methoden ist die oben schon beschriebene Vorstellung der Traditionellen Chinesischen Medizin, dass Mensch und Natur eine Einheit bilden und dass der Mensch den gleichen Rhythmen und Gesetzen unterworfen ist wie die Natur. Im Körper gibt es genauso Feuchtigkeit, Kälte, Hitze, Trockenheit, Nässe wie in der Natur. Alles, was außerhalb des Körpers geschieht, findet im Körper seine Entsprechung. Ist es in der Natur sehr feucht, dann spricht das Organ im Körper an, das zu Feuchtigkeit eine besondere Verbindung hat. Denken Sie nur an den Rheumatiker, der an nasskalten Tagen leidet oder an den Herzinfarktpatienten, dem ein heißer Sommertag zu schaffen macht.

All diese Vorgänge lassen sich in das Modell von Yin und Yang und der Fünf Elemente einordnen. Und so besitzt der TCM-Arzt, beginnend mit der Untersuchung, über die Diagnose bis hin zur Therapiefestlegung ein beziehungsreiches System, in dem alles zusammenspielt, sich einordnen und kombinieren lässt.

Ein Patient hat eine Erkältung mit Kopfschmerzen, seine Nase läuft, er ist müde und abgeschlagen. Der TCM-Arzt fühlt einen oberflächlichen, etwas raschen Puls. Seine Diagnose lautet: „Wind ist in die äußere Abwehrregion des Körpers eingedrungen, in die so genannte Tai-Yang-Ebene." Um die von außen eingedrungene Windenergie zu vertreiben, kombiniert der Arzt Akupunktur mit einer Heilkräutertherapie, beispielsweise mit Guizhi-Tang, ein im 1. Jahrhundert n. Chr. entwickeltes Rezept, bestehend unter anderem aus Zimtzweiglein, das die Meridiane erwärmt und die Windenergie hinaustreibt.

Die bildhafte Krankheitssprache der chinesischen Medizin mit ihrem fast poetischen Klang mag für uns, die wir die nüchterne Sprache einer Hightechmedizin gewohnt sind, exotisch und wenig wissenschaftlich klingen, aber sie ist deswegen nicht weniger therapeutisch umsetzbar. Würden wir alle Dinge, die um uns herum sind, qualitativ beschreiben, wie wir es vielleicht von der Beschreibung eines Weines kennen, dann würden wir uns einer Sprache bedienen, die jener der Chinesen sehr ähnlich ist, nämlich der Beschreibung von energetischen Qualitäten. Das klänge dann etwa so: „Der Zimt ist auch sehr warm und hat starke Kräfte und hält auch mäßige Feuchtigkeit in sich; aber seine Wärme (ist) so stark, dass sie jene Feuchtigkeit unterdrückt, und wer ihn oft isst (dem) mindert er die üblen Säfte und bereitet gute Säfte in ihm."

Diese Beschreibung des Zimts stammt nicht aus der chinesischen Medizin, sondern aus unserem Kulturkreis und zwar von Hildegard von Bingen, die vor fast 900 Jahren ein ganzheitliches Heilsystem entwickelte, das in der heutigen Zeit immer mehr an Popularität gewinnt.

Nun ist die Traditionelle Chinesische Medizin aber nicht einfach nur eine hilfreiche Kräutermedizin, die in der Lage ist, von der konventionellen Medizin vernachlässigte leichte chronische Erkrankungen erfolgreich zu therapieren. Auch schwere und akute Krankheitszustände können mit ihr behandelt werden. Innerhalb der TCM gibt es natürlich auch Diagnosen wie Krebs oder AIDS, nur besitzen sie dort nicht diese dämonische Sonderstellung wie bei uns. Tumorwachstum, ob nun gut- oder bösartig, wird zunächst einmal wie eine harmlosere Erkrankung als die Verschiebung von Energie, als Stockung von Schleim und schließlich als die Ausprägung einer Blutstockung in einem langsamen Wachstum von Gewebe gesehen. Die Vorgehensweise, die sich daraus ergibt, ist genauso wie bei jeder anderen Erkrankung eine Energieregulation, eine Auflösung der Stockung und eine Verteilung des Blutes, was zu einer Erweichung des Tumors führen soll.

Das beste Mittel gegen Krankheiten jedoch ist die Prävention. In China hat sich – vielleicht auch aus dem Umstand heraus, dass im alten China ein Arzt nur bezahlt wurde, solange seine Patienten gesund blieben – innerhalb der traditionellen Medizin ein umfassendes System von Vorsorgemaßnahmen entwickelt. Alle dienen einem Zweck: Sie sollen Yin und Yang im Körper in einem ausgeglichenen Verhältnis halten und leichte Verschiebungen regulieren. Das kann durch eine jahreszeitlich angepasste Ernährung nach den Fünf Elementen geschehen, begleitet von Übungen wie denen des Taijiquan, Qigong und nicht zuletzt mit den Qigong-Kugeln.

Doch wie funktioniert das? Wie kann von außen Einfluss auf innere Organe genommen werden und umgekehrt, wie können Störungen innerer Organe an die Körperoberfläche dringen und dort erkannt werden?

Das Meridiansystem

Die Traditionelle Chinesische Medizin geht davon aus, dass der menschliche Körper von Punkten überzogen ist, die untereinander durch Leitbahnen, so genannte Meridiane, verbunden sind. Das Meridiansystem verdankt seinen Namen den jesuitischen Missionaren in China. Die Leitbahnen auf den anatomischen Tafeln der Chinesen, die den Körper von oben nach unten durchziehen, erinnerten die Patres an Längengrade, also Meridiane einer Landkarte.

Es gibt zwölf Hauptmeridiane, die den jeweiligen Yin- oder Yang-Organen zugeordnet sind. Die Energie durchläuft nach einem festen 24-Stunden-Rhythmus immer abwechselnd einen Yin- und einen Yang-Meridian. Darüber hinaus existieren noch mehrere Nebenleitbahnen, die die Hauptmeridiane teilweise kreuzen. Jeder Meridian hat einen inneren Verlauf im Körper, der von einem entsprechenden Organ ausgeht sowie einen äußeren Verlauf in Muskeln und Haut.

Durch die Meridiane sind die inneren Organe mit der Körperoberfläche verbunden, eine Innen-Außen-Beziehung ist so hergestellt. Krank machende Störungen können über das Meridiansystem in den Körper eindringen und die Ursache für die Erkrankung bestimmter Organe sein. Andererseits können bestimmte Anzeichen an der Körperoberfläche, zum Beispiel Schmerzen und Druckempfindlichkeit – vor allem auf den Akupunkturpunkten –, Anzeichen für die Störung eines inneren Organs sein.

Das Qi

Qi und *Xue* (Blut) strömen in ständiger Wechselwirkung zur Versorgung der Organe entlang der Meridiane. Qi lässt sich mit Energie oder Lebenskraft schlecht umschreiben, vielleicht eher mit dem etwas altertümlich klingenden Lebensodem. Qi ist sowohl die Wirkung als auch ihre Ursache. Qi existiert, weil es wirkt, weil ein Mangel oder ein Überschuss an Qi sichtbare Auswirkungen für den Menschen hat. Wir übersetzten der Verständlichkeit halber Qi hier mit Energie.

Qi selbst entsteht aus dem Wechselspiel zwischen Yin und Yang. Qi befindet sich in allem: im Menschen, in seiner Nahrung, selbst in leblosen Gegenständen und es kann wiederum durch Ernährung, das Wetter oder seelische Stimmungslagen beeinflusst werden. Grundlage der chinesischen Heilkunst ist das Studium des Qi.

Qi fließt im Körper in vier Hauptrichtungen durch die Meridiane: aufsteigend, absteigend, kommend oder gehend. Ist der Mensch gesund, fließt das Qi in ausreichender Menge in richtige Richtungen und garantiert im Körper ein harmonisches Verhältnis von Yin und Yang. Besteht ein Qi-Mangel oder eine Qi-Blockade gerät Yin-Yang ins Ungleichgewicht, der Mensch kann erkranken.

Therapeutisch lässt sich ein Zuviel oder Zuwenig an Qi an der Aktivität oder Unausgewogenheit der inneren Organe erkennen. Das kann vom TCM-Arzt aufgrund der bestehenden Innen-Außen-Beziehung über die Meridiane an bestimmten Reaktionen wie Schmerz, Druckempfindlichkeit, Reizung der Körperoberfläche diagnostiziert werden.

Ein Patient klagt über Zahnschmerzen und Zahnfleischbluten. Der westliche Zahnarzt stellt fest, dass das Zahnfleisch etwas entzündet ist und verschreibt dem Patienten eine antibiotische Gurgellösung. Der TCM-Arzt hingegen erkennt an den Symptomen, dass hinter dieser Störung eine starke Form von Magenhitze steckt und stellt dem Patienten eine Diät zusammen, die die Magenenergie abkühlt. Gegen die Schmerzen und die akute Entzündung verordnet er Akupunktur.
Die Auswirkung der Störung ist die Entzündung des Zahnfleischs, die Ursache liegt aber nicht dort, sondern in einer anderen Region des Körpers.

Die Traditionelle Chinesische Medizin versucht, mit verschiedenen therapeutischen Mitteln den Qi-Fluss zu regulieren, dass Yin-Yang-Gleichgewicht wiederherzustellen, um so die Erkrankung zu heilen. Einige Therapieformen werden wir im Folgenden kennen lernen: die Akupunktur, die Akupressur und die Massage.

Ein weites Feld nehmen auch die so genannten Qi-regulierenden Therapieformen, wie Taijiquan, Qigong und auch das Spiel mit den Qigong-Kugeln ein. Ziel all dieser Therapieformen ist es, über die Aktivierung der Meridiane das Qi zu beeinflussen, um zu einer Harmonisierung des Yin und Yang zu gelangen.

Die Meridiane können anatomisch nicht nachgewiesen werden. In der westlichen Medizin wurde das Meridiansystem auf das Nervensystem übertragen und so die Wirkungsweise der Akupunktur teilweise erklärt. Diese beruht auf bekannten neuronalen Beziehungen. Aber nur etwa ein Drittel aller Punkte, die sich auf den Meridianen befinden, liegen über größeren Nervenverläufen. Es soll an dieser Stelle nicht versucht werden, der Energielehre der Chinesen ein westliches Erklärungsmodell überzustülpen, um sie zu belegen. Die Traditionelle Chinesische Medizin hat eine ausgeklügelte Theorie der Innen-Außen-Beziehung entwickelt. Diese ist in sich völlig logisch und kann nur aus sich heraus erklärt und verstanden werden. Möglich ist es jedoch, wie in China heute in vielen Krankenhäusern praktiziert, die TCM mit den diagnostischen Errungenschaften der modernen Medizin zu kombinieren und so äußerst wirksam gegen Krankheiten vorzugehen.

Reflexzonentherapie

Gewisse Parallelen zwischen Teilbereichen chinesischer und westlicher Medizin sind jedoch unbestritten. Die Annahme, dass alles, was von außen auf den Körper einwirkt, eine Reaktion im Inneren hervorruft und umgekehrt, dass ein bestehendes Ungleichgewicht im Körper, das sich beispielsweise in der Störung eines Organs manifestiert, von außen erkennbar ist, finden wir auch in der westlichen Medizingeschichte.

So entdeckte der britische Neurologe Sir Henry Head (1861–1940) ähnliche Innen-Außen-Beziehungen. Nach Head sind jedem inneren Organ bestimmte Hautzonen auf der Körperoberfläche zugeordnet. Die Verbindung erfolgt über Nervenbahnen, so genannte Reflexbögen. Innere Erkrankungen können Schmerzen und Reizempfindlichkeit an der Körperoberfläche auslösen. Umgekehrt können gestörte innere Organe über diese Zonen beeinflusst werden.

Ein Zeitgenosse von Head, der amerikanische Hals-Nasen-Ohren-Arzt Dr. William Henry Fitzgerald (1872–1942), studierte die Heilmethoden der Ureinwohner Amerikas und entwickelte daraus die moderne Reflexzonenmassage. Auch diese beruht auf dem Prinzip der wechselseitigen Innen- und Außen-Beziehungen. Ähnlich wie Head teilte Fitzgerald die Körperoberfläche in Zonen ein. Über diese werden durch die Massage bestimmter Punkte die jeweiligen inneren Organe positiv beeinflusst.

Die Reflexzonen des Körpers wurden von der Amerikanerin Eunice Ingham in den dreißiger Jahren dieses Jahrhunderts auf Füße und Hände übertragen. Hand und Fuß werden so zur Projektionsfläche des gesamten Körpers. Durch das Massieren bestimmter Punkte können die inneren Organe beeinflusst werden. Druck und Schmerz an bestimmten Stellen vermögen auf die Störung eines inneren Organs hinzuweisen. Wie jede Form der Massage wirkt die Reflexzonenmassage dabei entspannend und harmonisierend, sie regt den Kreislauf und damit die Funktion sämtlicher Organe an. Darüber hinaus besteht auch die Möglichkeit der direkten Einflussnahme auf bestimmte Organe.

Anders als bei den Headschen Zonen beruht die Wirkung der Reflexzonenmassage an Händen und Füßen auf keiner eindeutig nachgewiesenen Nervenverbindung. Die Reflexzonentheorie geht davon aus, dass die

Lebensenergie durch Kanäle fließt, die an Händen, Füßen und Ohren enden. Kann die Energie im Körper frei fließen, ist der Mensch gesund, ist sie blockiert, kann er erkranken. Hier zeigen sich deutliche Parallelen zu dem Meridiansystem der Traditionellen Chinesischen Medizin, auf deren konkrete Therapiemöglichkeiten wir nun zu sprechen kommen.

Akupunktur, Akupressur

Wenden wir uns nun den vielfältigen Therapieformen zu, welche die Traditionelle Chinesische Medizin auf der Grundlage der Innen-Außen-Beziehung des Meridiansystems entwickelte. Die bei uns wohl bekannteste ist die Akupunktur. Sie ist inzwischen auch in der westlichen Medizin allgemein akzeptiert und wird vor allem in der Schmerzbehandlung eingesetzt.

Wie schon erwähnt, betrachten die Chinesen den menschlichen Körper als mit einem Netz von Punkten überzogen, die untereinander durch Leitbahnen, die Meridiane, verbunden sind. Nach der TCM gibt es rund 360 Punkte, die auf den zwölf Meridianen unregelmäßig verteilt liegen. Therapeutisch genutzt werden zumeist allerdings nur rund 100 Punkte.

Bei einer energetischen Veränderung eines Organs ist auf der Haut an einem bestimmten Punkt, dem oben schon erwähnten **Alarmpunkt,** Drucksensibilität zu spüren.

Über den so genannten **Zustimmungspunkt** kann vor allem bei chronischen Erkrankungen das entsprechende Organ direkt beeinflusst werden. Alle Zustimmungspunkte liegen auf dem Blasenmeridian (siehe Abbildung Seite 75).

Praktisch geht der TCM-Arzt bei der Akupunktur ungefähr so vor: Er sucht zur Schmerzbehandlung einen Punkt im Bereich des Schmerzes, den **Nahpunkt** und steuert diesen über einen **Fernpunkt** an, welcher weiter an der Peripherie auf demselben Meridian liegt. Möchte er Energie in den Nahpunkt leiten, so nimmt er einen energiefördernden Fernpunkt. Möchte er hingegen die Energie reduzieren, benutzt er einen energieabziehenden Fernpunkt.

Besondere Kunstfertigkeit verlangt es, die so genannten **Fünf-Elemente-Punkte,** auch **antike Punkte** genannt, einzusetzen. Über sie kann der Arzt die Energie der Fünf Elemente, also Wind, Hitze, Feuchtigkeit, Trockenheit und Kälte in den Meridian lenken. So würde er zum Beispiel einen Hitzepunkt bei einer Kältesymptomatik und umgekehrt einen Kältepunkt bei einer Hitzesymptomatik stimulieren.

ÜBUNG

Drücken Sie mit beiden Daumen rechts und links auf die Kaumuskeln. Wenn Sie fest genug pressen, verspüren Sie einen leichten Schmerz. Hier verläuft der Magenmeridian. Dieser Punkt wird bei Zahnschmerzen im Unterkieferbereich stimuliert.

Die Punkte können Sie sich wie Schleusen im Kanalsystem der Meridiane vorstellen. Sie regulieren den Fluss der Körpersäfte und des Qi. Ist der Qi-Fluss blockiert, kann über die Punkte von außen stimulierend eingegriffen werden. Die Akupunkturpunkte werden dabei wie Schleusentore geöffnet und geschlossen. Die krankhafte Energie kann abfließen, während die körpereigene gestärkt wird. Dabei sollte nur die krankhaft überschüssige Energie abgeleitet werden, ohne dass auch die gesunde abgezogen wird. Durch fehlerhafte Reizung der Akupunkturpunkte kann es allerdings passieren, dass krank machende Energie in den Meridian hineingetrieben und die ohnehin geschwächte Abwehr des Körpers zusätzlich belastet wird – deshalb sollte die Akupunktur immer von einem ausgebildeten Therapeuten ausgeführt werden.

Akute schmerzhafte Erkrankungen werden in der Regel über **Fernpunkte** und chronische Beschwerden über **erkrankungsnahe Punkte** behandelt. Kräftige Menschen werden im Allgemeinen über die Nadeln stark stimuliert, schwache Menschen eher gering.

Die Akupunktur ist eine hervorragende Therapieform für alle möglichen Erkrankungen: von der klassischen Schmerzbehandlung, Migräne, Nervenschmerzen, Muskelverspannungen, über Organerkrankungen, Asthma, Bronchitis, Herzrhythmusstörungen, Magen-Darm-Erkrankungen, Leber-Gallen-Infektionen oder Abflussstörungen der Galle bis hin zu urologischen und gynäkologischen Erkrankungen. Doch sie kann auch zur ganz allgemeinen Regulierung des Qi-Flusses eingesetzt werden und so zur präventiven Harmonisierung von Yin und Yang beitragen.

Die Akupunktur ist aber nicht die einzige Technik, die auf den Meridianpunkten angewendet wird. Gemäß der Ying-Yang-Lehre ist es bei Yang-Zuständen sehr wohl richtig, mit Nadeln zu arbeiten, um die Energie zu zerstreuen. Bei Yin-Erkrankungen, wo Kälte und Unbeweglichkeit vorherrschen, ist es hingegen sinnvoller, Wärme zuzuführen. Das kann durch eine tatsächliche Erwärmung der Punkte erreicht werden, durch das so genannte Brennen. Dazu wird ein besonderes Moxa-Kraut verwendet, das Beifußkraut, das zu kleinen Kügelchen geformt über dem Akupunkturpunkt abgebrannt wird.

Eine weitere Form der Punkt-Behandlung ist die Akupressur. Sie beruht auf denselben Grundlagen wie die Akupunktur, nur werden keine Nadeln gesetzt, sondern die Punkte auf den Meridianen durch Massage stimuliert. Natürlich ist die Wirkung der Akupressur im Vergleich zur Akupunktur geringer. Eine Nadel bewegt viel tiefer und gezielter die Energie als eine oberflächliche Druckmassage auf der Haut. Ihr großer Vorteil ist jedoch, dass man sie zur Selbstbehandlung einsetzen und so mit etwas Übung plagenden Alltagskrankheiten begegnen kann. Auch die Qigong-Kugeln eignen sich hervorragend zur Selbstbehandlung mit der Akupressur.

Die Hand

Schauen wir uns, bevor wir zum praktischen Teil des Buches kommen, nun das Körperteil etwas näher an, über das wir mithilfe der Qigong-Kugeln den freien Fluss des Qi im Körper und damit unser Wohlbefinden beeinflussen wollen: die Hand.

Wenn wir uns in Erinnerung rufen, dass die Hand auf der Großhirnrinde, der Grundlage unseres bewussten Erlebens, im Vergleich zu anderen Körperteilen überproportional widergespiegelt wird, verstehen wir, welche Bedeutung ihre Wahrnehmungen und Bewegungen auf die Entwicklung geistiger Fähigkeiten hat. Wen wundert es bei dieser engen Beziehung zwischen Hirn und Hand, dass Menschen, die schöpferisch mit ihren Händen arbeiten, ihren Geist dabei trainieren. Große Dirigenten oder Pianisten beweisen bis ins hohe Alter ihre ganze schöpferische Kraft, wohl auch, weil sie immer höchste Anforderungen an das Zusammenspiel von Händen und musikalischem Gefühl gestellt haben. Auch gibt es Untersuchungen darüber, die belegen, dass das Training der Fingerfertigkeit bei Kindern die geistige Entwicklung fördert.

Nun gibt es für die Hand unterschiedliche Behandlungsmuster. Innerhalb der Reflexzonentherapie werden über die Reflexzonen der Hand das Hormonsystem, das Herz-Kreislauf-System, das Verdauungs- sowie das Atmungssystem stimuliert, außerdem Muskeln, Nerven und Gelenke aktiviert. Die Hand ist dabei – wie der Fuß – ein Spiegelbild des gesamten Körpers. Über die Massage der jeweiligen Zone können die ihr zugewiesenen Organe „fernbehandelt" werden.

Auch in der Traditionellen Chinesischen Medizin gilt die Hand als Projektionsfläche des Körpers, allerdings unterscheidet sich diese an einigen Stellen von den Reflexzonen. Stellen Sie sich vor, in Ihrer Hand läge ein Baby. Sein Kopf zeigt zum Handgelenk, die Füße zu den Fingerspitzen. Alle Organe des Unterleibs befinden sich in der Nähe der Fingergrundgelenke, die Organe der Körpermitte in der Handfläche und alle im Oberkörper gelegenen Organe um das Handgelenk herum. Die Kugeln gleiten über diese Zonen und beeinflussen sie rhythmisch.

Neben diesem System von Hautzonen befinden sich auf der Hand auch wichtige Akupunkturpunkte, die man in der chinesischen Medizin häufig benutzt und die über das Rollen der Kugeln ohne Nadeln stimuliert werden können. Die Punkte befinden sich auf jeweils sechs Meridianen, über die eine Verbindung zwischen der Hand und den inneren Organen besteht. Durch die Hand fließen drei Yin- und drei Yang-Meridiane. Die Herz-, Kreislauf- und Lungenmeridiane (alle Yin) liegen in der Handinnenfläche und enden an den Fingerspitzen des kleinen Fingers, des Ringfingers und des Daumens. Auf diesen Meridianen befinden sich so wichtige Punkte wie der *Laogong* (Palast der Mühsal). Dünndarm-, Dreifacher-Erwärmer- und Dickdarmmeridian liegen hingegen auf der Außenfläche der Hand, beginnend am kleinen, Ring- und Zeigefinger. Natürlich kann die Bewegung der Qigong-Kugeln in der Hand nie so gezielt und intensiv wirken wie der Einsatz einer Nadel. Die Schwerpunkte der beiden Therapieformen sind auch völlig unterschiedlich: kann durch die Akupunktur ein akutes Leiden gelindert werden, fördert das regelmäßige Üben mit den Qigong-Kugeln hingegen den kontinuierlichen Aufbau eines inneren Gleichgewichts und dadurch die Stärkung der allgemeinen Abwehrkräfte, was einen Einsatz stärkerer Therapieformen verhindern hilft.

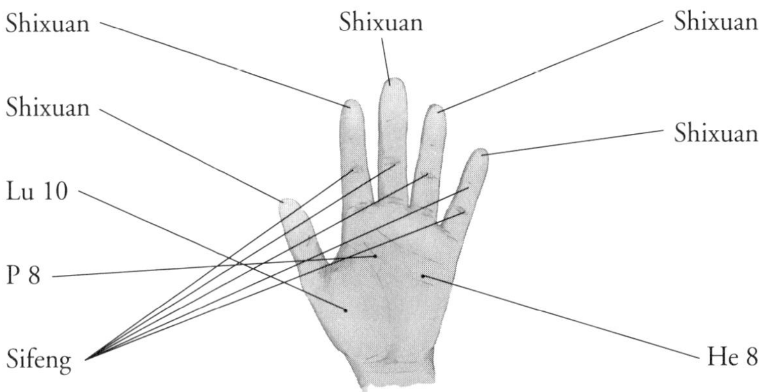

Die Akupunkturpunkte auf der Hand

Die auf der Hand liegenden Akupunkturpunkte Lu 10 und Shixuan-Punkt des Daumens haben eine ableitende, lungenkühlende Funktion. Der Punkt He 8 kühlt das Yang ab und stabilisiert die Mitte des Körpers sowie die Niere. Die Punkte *Shixuan,* übersetzt die „zehn zerstreuenden Punkte", die auf den Fingerspitzen liegen, werden von ausgebildeten Therapeuten bei hohem Fieber, Bewusstlosigkeit und Sonnenstich behandelt. Die an den Fingergelenken gelegenen Punkte *Sifeng* werden in erster Linie bei Husten, Krupp und Asthma sowie bei Nahrungsunverträglichkeiten stimuliert. Der wichtigste Punkt in der Hand ist P 8 *(Laogong).* Er ist der Hauptenergiepunkt der Hände, zerstreut Hitze und kühlt den Herzmeridian ab. Lu 10, P 8 und He 8 sowie die Punkte *Sifeng* besitzen eine wertvolle therapeutische Bedeutung im Zusammenhang mit den Qigong-Kugeln.

Die Meridianbahnen mit den einzelnen Punkten sind bevorzugter Gegenstand der äußerlichen TCM-Behandlung. Bei Kindern ist dieses Meridiansystem noch nicht voll ausgereift. Doch gerade in der Kinderheilkunde wird über die Handinnen- und -außenfläche intensiv therapiert, wenn es beispielsweise um die Behandlung von Diarrhö oder Verstopfung geht. Dahinter verbirgt sich eine alte Behandlungsmethode der Hand aus der Traditionellen Chinesischen Medizin, der wir uns kurz zuwenden wollen.

Zum einen werden die einzelnen Finger den Fünf Elementen zugeordnet: Daumen – Erde, Zeigefinger – Holz, Mittelfinger – Feuer, Ringfinger – Metall, kleiner Finger – Wasser. So lässt sich über die Massage jedes einzelnen Fingers jeweils das entsprechende Element beeinflussen.

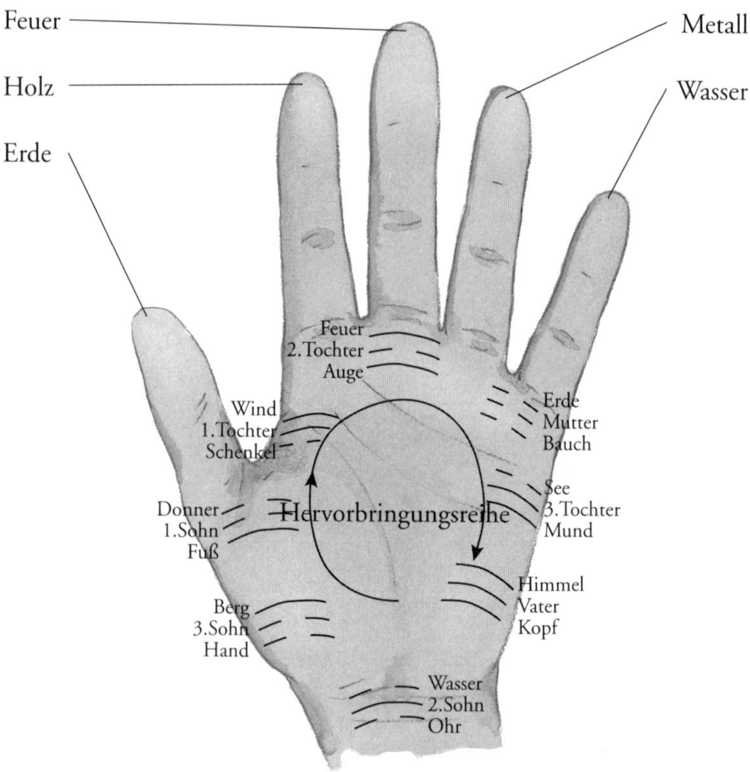

Fünf Elemente auf den Fingern, *Ba Guas* in der Hand

Hat ein Kind beispielsweise Durchfall vom Typ „Leber greift Milz – Holz greift Erde an", werden mit einer besonderen Streichbewegung der Daumen und Zeigefinger behandelt.

Die Handinnenfläche wird andererseits zonal in acht Regionen unterteilt. Und zwar nach den *Ba Guas,* den acht Grundtrigrammen des Orakelbuches I Ging. Diese acht *(Ba)* Zeichen *(Gua)* verkörpern die Himmelsfamilie. Dabei wird jedem Familienmitglied eine Körperfunktion und ein Organ zugeschrieben.

Das Orakelbuch I Ging ist seit über 2000 Jahren fester Bestandteil der chinesischen Kultur. Was mit der Deutung verbrannter Tierknochen begann, entwickelte sich zu einem komplexen System aus 64 Orakelzeichen. Jedes Zeichen besteht aus sechs Linien, einem Hexagramm. Die durchgezogenen Linien sind die Yang-Linien, die unterbrochenen die Yin-Linien. Jeweils drei Linien sind zu einem Trigramm zusammengefasst. Die Trigramme verkörpern eine Familie: Vater, Mutter, drei Söhne und drei Töchter. Werden die acht Trigramme untereinander kombiniert, ergeben sich acht mal acht Möglichkeiten: die 64 Hexagramme.

Mit dem „Buch der Wandlungen" – *Yi* oder *I* heißt Wandel, *Jing* oder *Ging* heißt Buch – kann jede Situation, ob es sich nun um ein familiäres Problem oder um die aktuelle Börsenlage handelt, beschrieben und eine mögliche weitere Vorgehensweise aufgezeigt werden. Das Orakelbuch fragt, welches der 64 Zeichen die betreffende Situation kennzeichnet, durch wie viel Ruhen (Yin) und wie viel Handeln (Yang) in welcher zeitlichen Abfolge sie geprägt ist.

Früher wurde das Orakel zu allen wichtigen Staatsentscheidungen befragt. Bis heute wird es noch von vielen Chinesen zu Rate gezogen und auch in der Therapie der TCM eingesetzt, vorwiegend dann, wenn andere Therapieformen es nicht schaffen, eine Blockade im Körper zu lösen. Der Patient wird dann aufgefordert, sein Problem bzw. das, worunter er leidet, in eine konkrete Frage zu fassen und diese dem Orakel zu stellen. Manchmal wird schon dadurch, dass der Patient sein Problem benennt, ein Teil seiner Lösung vorweggenommen.

Das geworfene I-Ging-Zeichen führt dem Patienten dann vor Augen, in welcher Situation er sich befindet und welche Verhaltensmöglichkeiten sich für ihn auftun.

Ganz eindeutig verlässt die Traditionelle Chinesische Medizin mit dem I Ging den rational logischen Rahmen. Mit dem Orakelbuch wird das Reich des Unbewussten oder wie der Psychoanalytiker C.J. Jung sagt „des kollektiven Unbewussten" betreten. Auch wenn im marxistisch geprägten China sowie von einigen beflissenen Logikern unseres westlichen Medizinbetriebes solche alten Erkenntnisse empört als Humbug zurückgewiesen werden, ist das Orakelbuch unzweifelhaft Bestandteil der chinesischen Philosophie und auch der TCM. Und so darf es zu dessen Verständnis auch nicht geleugnet werden, nur weil es vielleicht nicht in unsere Erklärungsmuster passt.

Die Richtung, nach der die Trigramme durchlaufen werden, ist von großer Bedeutung. Im Orakelbuch heißt es dazu: „Das Jahr durchläuft diese acht Trigramme und zwar immer von links nach rechts, von Osten nach Westen, dem Lauf der Sonne nach und alle Dinge, die in diesem Uhrzeigersinn passieren, haben eine fortschrittliche, eine mit der Zeit gehende Ordnung, während alle Dinge, die dagegen laufen, eine rückschrittliche Tendenz haben." Für das Üben mit den Qigong-Kugeln ist das wichtig, denn je nachdem, ob ich in der rechten oder linken Hand die Kugeln links oder rechts herum drehe, folge ich entweder der Entwicklung mit der Zeit oder gegen die Zeit. Erfolgt die Bewegung mit der Zeit, so wirkt sie energiefördernd. Folgt sie gegen den Uhrzeigersinn, besitzt sie bremsende, abschwächende und hemmende Wirkung – bei beiden Händen spiegelbildlich. In der linken Hand rollt die Kugel im fortschreitenden Sinne, wenn sie im Uhrzeigersinn gedreht wird. In der rechten Hand bewegt sich die Kugel im fortschreitenden Sinne, wenn sie gegen den Uhrzeigersinn gerollt wird.

Gesund und fit mit den Qigong-Kugeln

Wie können Sie nun selbst die Möglichkeiten der chinesischen Medizin nutzen? Die Traditionelle Chinesische Medizin misst gesundheitserhaltenden Maßnahmen große Bedeutung bei und hält ein vielfältiges Abgebot vorbeugender Therapieformen bereit, die Sie ohne medizinisch-therapeutische Begleitung ausüben können. Wie selbstverständlich solche Methoden in den chinesischen Alltag einbezogen sind, können Sie frühmorgens in den Parks vieler chinesischer Großstädte beobachten: Tausende Chinesen üben vor der Arbeit einzeln oder in Gruppen Taijiquan oder Qigong. Ein weiteres „alltägliches Mittel" zur allgemeinen Pflege des Wohlbefindens in China sind die Qigong-Kugeln.

Die Qigong-Kugeln, oft einfach Baoding-Kugeln genannt – nach dem Standort der Fabrik in der Provinz Hebei, in der sie hauptsächlich gefertigt werden –, finden erstmals während der Ming-Dynastie (1368 – 1644 n.Chr.) Erwähnung. Schon früher tauchen Kugeln zur Übung der Geschicklichkeit oder als Sportgeräte in den chinesischen Annalen auf, doch erst zu diesem Zeitpunkt werden ihre gesundheitsfördernden Eigenschaften erwähnt. Ein neues technisches Verfahren ermöglichte es zum Ende der Ming-Dynastie zudem, hohle Eisenkugeln herzustellen. In die ausgehöhlte Kugel werden eine blecherne Feder und eine zweite Kugel eingearbeitet. Das erzeugt den schönen Glockenklang der Kugeln. Der helle Ton symbolisiert Yin, die weibliche Kraft, der dunkle Yang, die männliche Kraft.

Besonders geschätzt wurden die Kugeln wegen ihres schönen Klangs und ihrer heilenden Wirkung bei Kaisern und Adligen. So wird von dem Kaiser Qianlong aus der Qing-Dynastie, der sechzig Jahre über China herrschte, berichtet, dass er regelmäßig mit den Qigong-Kugeln trainierte, ein gesegnetes Alter von 86 Jahren erreichte und dabei gesund und vital blieb. Auch aus unseren Tagen finden sich Beispiele für die hervorragende Wirkung der Qigong-Kugeln, wie das der Krankheitsgeschichte der

63-jährigen Rentnerin Fang Guanghua, die durch das regelmäßige Training mit den Gesundheitskugeln ihre halbseitige Lähmung kuriert haben soll. Auch wenn nicht immer solche spektakulären Erfolge erzielt werden, haben die Chinesen mit den Qigong-Kugeln eine Technik entwickelt, die es auch bettlägerigen, alten oder bewegungsbehinderten Menschen ermöglicht, täglich ihre körperliche und geistige Gesundheit zu stärken. Nicht ohne Grund nennen die Japaner die Kugeln auch den „Schatz der Alten". Die Bewegung der Kugeln, ob nun das aktive Rollen der Kugeln in den Händen und unter den Fußballen oder die passive Kugelmassage, aktiviert einen Prozess, den wir bereits kennen: Das Qi im Körper wird angeregt, die Harmonie von Yin und Yang gefördert und eventuelle Störungen der Organe ausgeglichen. Die Kugeln besitzen darüber hinaus eine allgemein beruhigende Wirkung, was durch ihren Klang noch verstärkt wird. Die Rotation der Kugeln fördert die Durchblutung und die Muskelbildung, schult Motorik und Gleichgewichtssinn.

Professor Huang Meiguang, Mitarbeiter der Abteilung für Sportmedizin und Rekonvaleszenz in einem Beijinger Hospital, untersuchte Ende der Achtzigerjahre den Einfluss der Kugeln auf Bluthochdruck, Hauttemperatur und Greiffähigkeit der Finger und legte damit erste wissenschaftliche Beweise für deren Wirksamkeit vor. Fünfzehn Testpersonen, die unter hohem Blutdruck litten, über Kopfschmerzen, Schwindelanfälle und Schlaflosigkeit klagten, trainierten unter Anleitung drei Monate lang je eine halbe bis eine Stunde am Tag mit den Kugeln. Am Ende konnten Professor Meiguang und sein Team ein erstaunliches Resultat vorweisen: Der systolische Blutdruck fiel bei den Testpersonen im Durchschnitt von 153,4 mmHg auf 133,0 mmHg, der diastolische von 92,0 auf 82,8 mmHg. Auch die Kopfschmerzen, Schwindelanfälle und Schlaflosigkeit verbessern sich deutlich, sodass im Laufe des Versuchs zehn von zwölf Patienten, die bislang die Symptome mit Tabletten bekämpften, auf ihre Medikamente verzichten konnten.

In weiteren Versuchen stellte die Forschergruppe um Professor Meiguang fest, dass sich durch das Drehen der Kugeln bei den Versuchspersonen die Reaktionszeiten des Gehirns verbesserten, die Hauttemperatur stieg, die Mikro-Blutzirkulation zunahm und die Greifkraft der Hände gesteigert wurde. Vor allem bei älteren Menschen empfiehlt

Meiguang das regelmäßige Training mit den Kugeln, denn es fördere „die Beweglichkeit der kleinen Gelenke und Muskeln an Händen und – bei entsprechenden Übungen – an den Füßen. Der Alterungsprozess wird somit hinausgezögert."

Die Wahl der Kugeln

Durch das Wechselspiel zwischen Gewicht, allgemeiner Stimulation und feiner Muskelbewegung wirkt das Spiel mit den Qigong-Kugeln tief in den Körper hinein. Allerdings kann es passieren, dass es – selbst wenn Sie die Technik des Kugelrollens einmal beherrschen – vorübergehend zu unangenehmen „Nebenwirkungen" im Körper kommt. Üben Sie zu schnell oder zu lange, ist die Kugel zu schwer oder das Material falsch gewählt, können Kopfschmerzen, Übelkeit, allgemeine Verstimmung oder Müdigkeit auftreten. Deshalb ist die richtige Wahl der Kugeln eine Voraussetzung für ihre heilende Wirkung.

Es gibt Qigong-Kugeln in verschiedenen Materialien und Größen. Besonders verbreitet sind bei uns die Metall- und Klangkugeln. Sie erzeugen, wenn sie gerollt werden, ein angenehm und beruhigend wirkendes Schwinggeräusch. Dabei kommt es zu einer leichten Vibration der gesamten Kugel, die sich auf die Hand überträgt und die Massagewirkung unterstützt.

Manche Metallkugeln sind mit einer im Feuer gehärteten Emailleschicht überzogen – die sehr dekorativen und griffigen Cloisonné-Kugeln –, in andere sind in China sehr beliebte Motive wie Phönix, ein Symbol für die Königin, und Drache, das Symbol für den König, oder das Yin-Yang-Zeichen, eingraviert. Auch gibt es Stahlkugeln, auf deren Oberfläche kleine Magnete angebracht sind, welche die Wirkung der Kugeln mit der Heilkraft des Magnetismus verbinden sollen.

Da nicht jeder Metall- oder Klangkugeln mag oder verträgt – bei manchen löst die leichte Vibration der Kugeln Kopfschmerzen aus, andere sind sensibel für elektrische Ströme –, gibt es auch Kugeln aus Stein und Holz. Holzkugeln, in der Regel aus Harthölzern, sind sehr warm, Steinkugeln (zum Beispiel aus Marmor und Jade) sind schwerer und zumindest am Anfang kühl.

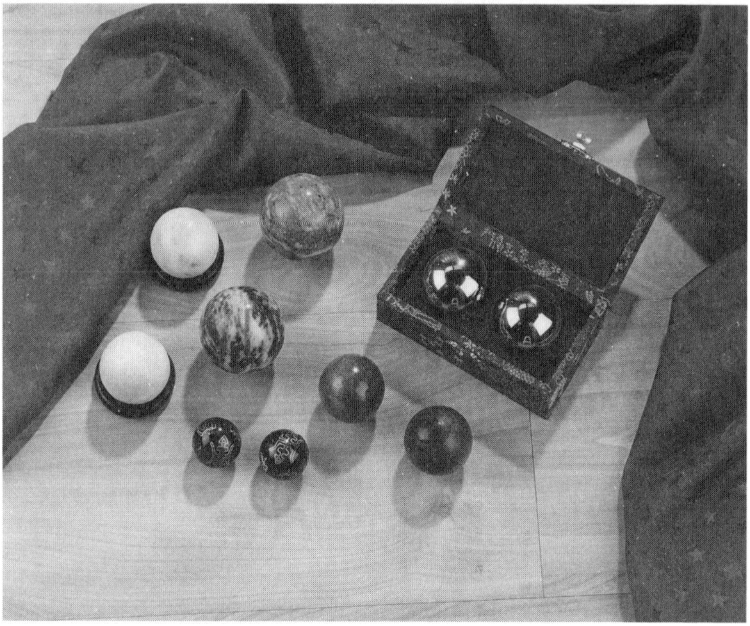

Die unterschiedlichen Kugelarten: Metallkugeln, Cloisonné-Kugeln, Holz- und Jadekugeln

Es gibt große, mittlere und kleine Qigong-Kugeln aus den unterschiedlichen Materialien, die zwischen 40 und 55 Millimetern Durchmesser aufweisen und 250 bis 530 Gramm schwer sind. Bei uns werden die kleineren und mittleren Qigong-Kugeln am häufigsten angeboten, da sich diese für Anfänger am besten eignen.

Ob nun Kugeln mit Yin-Yang-Symbol oder mit kostbaren Einlegearbeiten, entscheidend bei der Wahl der Kugeln ist zum einen die Größe des Handtellers, zum anderen der erreichte Übungsgrad. Generell gilt: Für den Anfänger sind kleinere und dadurch leichtere Kugeln die geeignetsten. Ist die Kugel zu groß und zu schwer, kann das zu einer Überanstrengung der Hand führen.

Mit den Kugeln sollten Sie sorgsam umgehen. Am Anfang werden Sie es kaum vermeiden können, dass sie aneinander stoßen. Da die Kugeln dabei leicht verkratzen, sollten Sie bei Ihren ersten Kugeln auf schöne Einlegearbeiten und Gravur verzichten und zu einer einfachen, schmucklosen Variante greifen.

Eine besondere Kugel: Die Jadekugel

Die Größe und Schwere einer Kugel, ihre Rauigkeit und Temperatur lösen beim Kugelspiel bestimmte sensorische Reize aus und können so je nach gewünschter Wirkung eingesetzt werden. Darüber hinaus werden den unterschiedlichen Materialien auch bestimmte energetische Eigenschaften zugeschrieben. So ist eine Qigong-Kugel aus Carrara-Marmor besonders an heißen Sommertagen zu empfehlen. Sie ist angenehm, geradezu abweisend kühl und entzieht mehr Wärme als sie abgibt.

Eine unter Kennern sehr beliebte Qigong-Kugel, die in China einen nahezu aristokratischen Ruf besitzt, ist die Jadekugel. Jade ist ein sehr teures Material. Die Kugeln kosten je nach Reinheit des Steins zwischen 600 und 1200 DM (300 und 600 Euro). Jadekugeln werden vor allem wegen ihrer Fähigkeit, Wärme zu speichern und abzugeben, dabei aber trotzdem an der Oberfläche kühl zu bleiben, geschätzt.

Darüber hinaus sollen von Jadekugeln starke energetische Schwingungen ausgehen, die die Chinesen mit ihrem umfassenden Begriff des Qi umschreiben, der besagt, dass jeder Gegenstand charakterisiert wird durch die Substanz und die ihm innewohnende Energiequalität. Erst beides zusammen macht die unverwechselbare Identität eines Gegenstandes aus. Bei den Qigong-Kugeln wird diese unterschiedliche Qi-Qualität des Materials genutzt. Halten Sie die Kugeln einfach nur in der Hand und Sie werden nach einer Weile eine ganz feine Vibration wahrnehmen, die umso intensiver und durchdringender ist, je hochwertiger das Material.

Mit der Wahl eines besonderen Materials, zum Beispiel Jade, können Sie den therapeutischen Effekt, den regelmäßiges Üben mit Qigong-Kugeln mit sich bringt, noch verstärken. Es gibt weiße, bräunliche, violette und die bekannte grüne Jade. Besonders wertvoll ist die weiße, etwas milchige Jade mit grünen Einschlüssen aus Birma, die es selbst in China kaum von dieser Qualität gibt. Beim Kauf von Jadekugeln sollten Sie darauf achten, dass ein Zertifikat beigefügt ist, das die Reinheit des Steins belegt.

So können Sie die Kugeln einsetzen

Die verbreitetste und wohl bekannteste Übungsmethode ist das Rollen zweier Kugeln in einer Hand. In China bringen es wahre Meister auf über 200 Umdrehungen pro Minute und lassen drei oder vier Kugeln in beiden Händen gleichzeitig kreisen.

Um das Spiel mit den Qigong-Kugeln zu erlernen, gibt es keine festgelegten Übungsabläufe. Die Bewegung selbst und die damit verbundene Aktivierung verschiedener energetischer Prozesse stehen im Mittelpunkt. Wir haben im Folgenden dennoch einige Übungen für den Einstieg zusammengestellt. Zum einen, um den Umgang mit den Kugeln zu erlernen. Zum anderen, um zu zeigen, wie die Kugeln in andere Bewegungsabläufe zum Beispiel des Taijiquan oder des Qigong einbezogen werden können. Beherrschen Sie den reibungslosen Umgang mit den Qigong-Kugeln, sind Ihrer Kreativität und Ihrer Fantasie beim Einsatz der Kugeln keine Grenzen mehr gesetzt.

Das Rollen der Kugeln

Das A und O beim Umgang mit den Qigong-Kugeln ist, dass Sie regelmäßig üben; am besten nehmen Sie die Kugeln zwei- oder dreimal am Tag in die Hand. Nur so werden Sie die nötige Hand- und Fingerfertigkeit erlangen, um die Kugeln reibungslos rollen zu können. Es hat allerdings keinen Sinn, am Anfang übertrieben lange zu üben oder gleich mit zwei oder mehr Kugeln anzufangen. Machen Sie sich also schrittweise mit den Kugeln vertraut, üben Sie anfangs nur mit einer Kugel und hören Sie dann auf, wenn das Üben Unbehagen oder gar Schmerzen hervorruft. Wenn Sie so vorgehen, werden Sie schon bald die wohltuende Wirkung der Kugeln auf Ihre Gesundheit und Ihr Wohlbefinden spüren.

Das Kugelspiel

Um sich mit den Qigong-Kugeln vertraut zu machen und eine gewisse Geschicklichkeit zu erlangen, tragen Sie sie ruhig einige Tage in Ihrer Jacken- oder Hosentasche mit sich herum. Spielen Sie immer, wenn Sie die Hände in die Taschen stecken, mit den Kugeln. Nehmen Sie eine Kugel ab und an heraus

- und rollen Sie sie in der Handinnenfläche und über die Fingergelenke und -kuppen hin und her
- umschließen Sie die Kugel fest mit der Hand. Öffnen Sie nach einigen Sekunden die Hand wieder und spielen locker mit der Kugel weiter
- balancieren Sie die Kugel in der flachen Hand. Versuchen Sie dabei, die Kugel mit dem Daumen zu drehen
- nehmen Sie eine Kugel zwischen beide Handinnenflächen und rollen sie abwechselnd in beide Richtungen
- werfen Sie die Kugel leicht in die Luft und fangen Sie sie wieder auf
- nehmen Sie nun beide Kugeln in eine Hand und versuchen Sie, die eine über die andere zu heben.

Diese kleinen Übungen können Sie abwechselnd mit der rechten und linken Hand ausführen und dann mit beiden Händen gleichzeitig. Üben Sie mit den Kugeln auch hinter dem Rücken. Haben sich die Kugeln in der Hand etwas erwärmt,

- rollen Sie eine Kugel auf Ihrem Körper hin und her, mal rechts, mal links herum. Beginnen Sie mit Armen, Oberkörper und Nacken.
- Rollen Sie dann je eine Kugel in einer Hand parallel entlang Ihrer Beine bis zu den Füßen. Zwischendurch „kneten" Sie die Kugeln immer wieder in den Handinnenflächen, damit die Hände locker und beweglich bleiben.

Zum Abschluss der Übungen setzen Sie sich auf einen Stuhl und

- rollen die Qigong-Kugeln unter Ihren Fußsohlen, mal rechts, mal links herum, vor und zurück. Versuchen Sie dann, die Kugeln mit den Fußzehen leicht anzuheben

Übungen mit einer Kugel

Einfache Lockerungsübungen lassen sich gut mit den Qigong-Kugeln kombinieren. Diese Übungen sind für Anfänger oder als Auftakt zur täglichen Übung mit den Kugeln geeignet. Besonders empfehlen sie sich auch für bewegungsbehinderte und ältere Menschen.

Die Übungen können Sie jeweils im Stehen mit leicht gespreizten Beinen sowie im aufrechten Sitzen durchführen. Atmen Sie dabei gleichmäßig ein und aus.

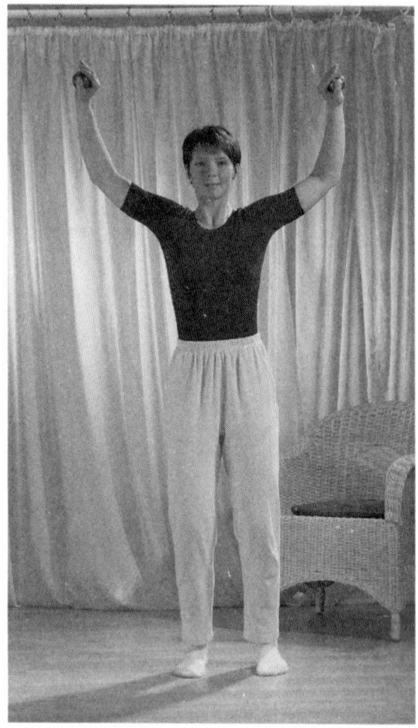
Lockeres Schwingen

Übung 1

Nehmen Sie eine Kugel in die rechte, eine in die linke Hand. Schwingen Sie die Arme ausgestreckt vor und zurück. Üben Sie zehnmal gleichlaufend, zehnmal im Wechsel.

Übung 2

Schwingen Sie beide Arme gleichzeitig seitlich vom Körper weg. Bei jedem Mal nehmen Sie die Arme etwas höher bis sie senkrecht über Ihrem Kopf sind, dann winkeln Sie die Arme an. Wiederholen Sie das Ganze zehnmal.

Übung 3

Führen Sie die Übungen 1 und 2 wie beschrieben aus, jedoch nicht schwungvoll, sondern ganz langsam und konzentriert. Halten Sie dabei die Kugeln ganz fest in der Hand, so als wollten Sie sie zerdrücken. Nach jeder Wiederholung öffnen Sie die Hände und lassen die Kugeln ganz locker in der Handinnenfläche rollen.

Wirkung: Die Muskeln und Gelenke werden gelockert, der Kreislauf angeregt. Darüber hinaus bewirken die Übungen eine vielleicht nicht gleich spürbare Qi-Stimulation in den Meridianen. Der Geist wird erfrischt, Aufmerksamkeit erweckt. Gleichzeitig reguliert sich nahezu unmerklich die Atmung.

Übungen mit zwei Kugeln

Haben Sie einige Zeit mit einer Kugel geübt und die vitalisierende, auflockernde Wirkung der Kugeln gespürt, wird es Zeit, dass Sie zwei Kugeln in eine Hand nehmen. Doch aller Anfang ist schwer. Selbst, wenn Sie mit kleinen, leichten Kugeln üben, wird es zuerst sehr ungelenk aussehen, die Kugeln werden gegeneinander stoßen und Ihnen aus der Hand fallen. Üben Sie deshalb am Anfang auf einer weichen Unterlage, damit die Kugeln beim Herunterfallen nicht beschädigt werden. Für manche ist es am Anfang hilfreich, die Kugeln eng am Körper zu drehen, damit sie nicht so leicht herunterfallen. Rechtshänder werden größere Schwierigkeiten haben, die Kugeln in der linken Hand zu drehen, Linkshänder umgekehrt. Üben Sie dennoch mit beiden Händen. Das Kugeltraining bildet eine hervorragende Möglichkeit, die jeweils vernachlässigte Gehirnhälfte (bei Rechtshändern ist dies die rechte) zu stimulieren.

Die Grundbewegung: Zwei Kugeln in einer Hand

Nehmen Sie beide Kugeln in die Hand. Der Arm ist leicht angewinkelt und bleibt locker und ruhig. Die Drehbewegung geht allein von der Hand, hauptsächlich von Daumen, Zeige- und Mittelfinger aus. Der Daumen

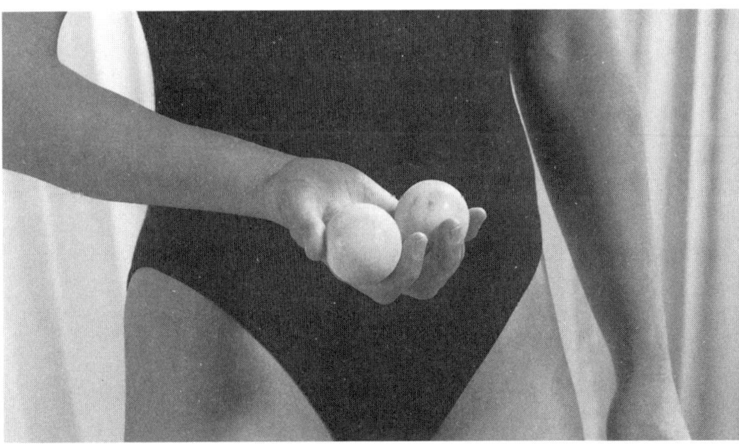

Die Grundhaltung

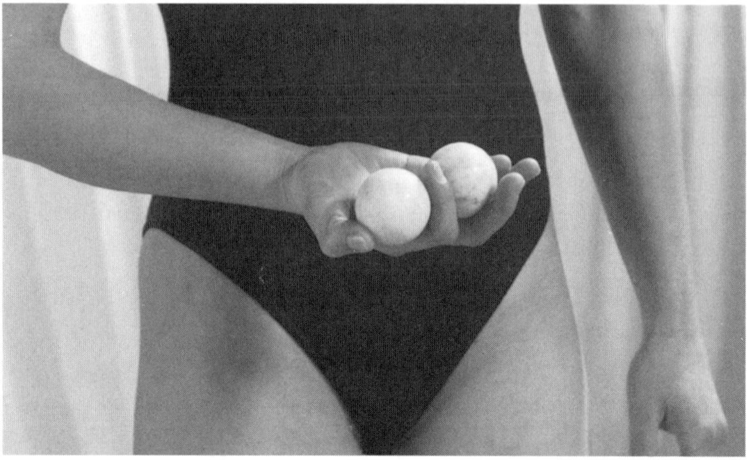

Rollen mit dem Uhrzeigersinn

und der kleine Finger verhindern, dass Ihnen die Kugeln aus der Hand gleiten. Lassen Sie sich Zeit und versuchen Sie, einen harmonischen Rhythmus in die Bewegung zu bekommen. Hören Sie auf, wenn Sie merken, dass sich Ihre Hand oder Ihr Arm verkrampft.

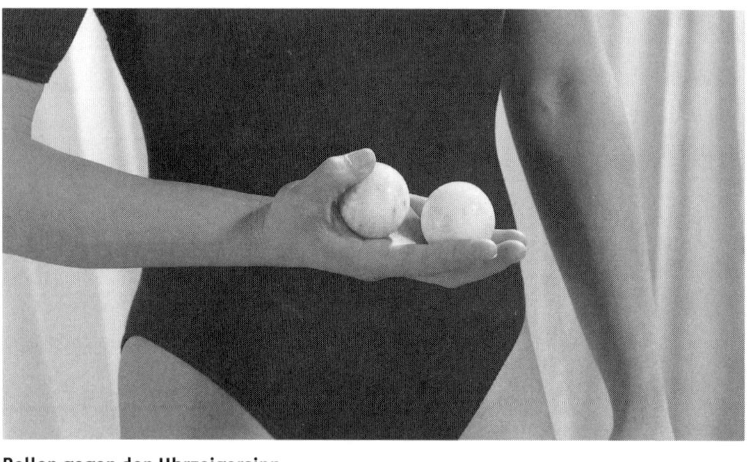

Rollen gegen den Uhrzeigersinn

Der Oberkörper ist gerade, der Arm mit den Kugeln leicht angewinkelt. Unterarm und Hand befinden sich auf einer Linie.

Eine Kugel halten Sie zwischen Daumen und Zeigefinger, die andere liegt in der Handmitte und wird von Handballen, kleinem und Ringfinger gehalten. Zeigefinger und Daumen beginnen, die eine Kugel in den Handteller zu drehen. Gleichzeitig strecken sich kleiner Finger, Ring- und Mittelfinger, sodass die andere Kugel entlang der Fingerglieder wieder zu Zeigefinger und Daumen rollen kann.

Der Daumen stößt die eine Kugel in Richtung des kleinen Fingers. Zeige-, Mittel- und Ringfinger sind gestreckt. Der kleine Finger ist leicht angewinkelt, damit die Kugel nicht aus der Hand fällt. Gleichzeitig rollt die andere Kugel zwischen Daumen und Zeigefinger.

Konzentrieren Sie sich während des Übens, achten Sie aber darauf, dass Ihr gesamter Körper entspannt ist und die Kugeln sich gleichmäßig bewegen. Am Anfang können Sie die Finger so krumm machen wie nötig, damit Ihnen die Kugeln nicht aus der Hand rollen. Mit zunehmender Geschicklichkeit werden Sie die Finger immer mehr strecken können, bis die Kugeln elegant auf dem fast flachen Handteller entlanggleiten. Ziel ist es, dass sich die Kugeln umeinander drehen und sich dabei nicht mehr oder nur gering berühren. Die Kugeln beschreiben dabei auf der

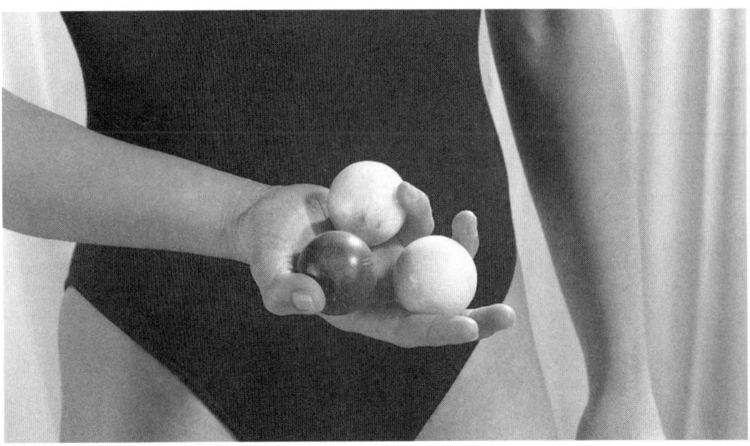

Kontaktloses Drehen

Hand einen Kreis in größtmöglichem Abstand zueinander. Die Geschwindigkeit ist nicht so wichtig wie eine gleichmäßig fließende Drehbewegung.

Beherrschen Sie den Umgang mit zwei Kugeln, können Sie auf größere Kugeln umsteigen, eine dritte oder sogar vierte Kugel hinzunehmen oder mit beiden Händen gleichzeitig mit mehreren Kugeln üben. Sie können auch mit Kugeln unterschiedlicher Größe arbeiten, beispielsweise mit zwei mittelgroßen und einer kleinen oder mit vier kleinen Kugeln. Durch die Intensität der Übung wird der therapeutische Effekt verstärkt. Doch Vorsicht: Wichtig ist vor allem der harmonische, fließende Ablauf der Bewegung – damit die Kugeln die sensiblen Zonen der Hand durchlaufen und sie anregen können – nicht der akrobatische Effekt.

Die Drehrichtung

Es gibt zwei Drehrichtungen: Mit dem und gegen den Uhrzeigersinn. Die Bewegung zum Daumen hin – in der rechten Hand mit dem Uhrzeigersinn und in der linken gegen den Uhrzeigersinn – wird Ihnen leichter fallen, weil der Daumen dabei den größten Drehimpuls geben kann. Das ist die Yin-Bewegung. Die schwierigere Drehbewegung – vom Daumen weg in die Hand hinein – ist die Yang-Bewegung, die Bewegung der Hervorbringung. Wasser bringt Holz, Holz Feuer hervor usw. Die gegenläufige ist die zurückweisende Bewegung: Wasser stört Metall, Metall stört Erde usw., also die Yin-Bewegung. Diese Bewegungen sind an der linken und rechten Hand spiegelverkehrt. So können Sie, indem Sie die Kugeln vermehrt in die eine oder andere Richtung drehen, entweder eine aufbauende, tonisierende oder eine entspannende, sedierende Wirkung erzielen: Die Yin-Bewegung beruhigt und entspannt, die Yang-Bewegung kräftigt und regt an.

- Sind sie angespannt, nervös oder aufgeregt, trainieren Sie vorwiegend zum Daumen hin.
- Sind Sie antriebsarm und müde, führen Sie die Kugelbewegung vom Daumen weg aus.

In der Regel sollten Sie jedoch die Drehrichtungen und auch die Hand nach zwei bis drei Minuten wechseln, sodass Yin- und Yang-Bewegung in einem ausgeglichenen Maß vollzogen werden. Fangen Sie ruhig mit der Hand und der Bewegungsrichtung an, die Ihnen am leichtesten fällt, das wird Ihnen den Einstieg erleichtern.

Der Bewegungsrhythmus

Das Spiel mit den Qigong-Kugeln dient dazu, das Qi im Körper zu aktivieren und Yin und Yang zu harmonisieren. Über den Bewegungsrhythmus können Sie steuernd in diesen Prozess eingreifen. So kann beispielsweise die Yang-Energie im Körper gestärkt werden, wenn Sie die Kugeln schneller drehen. Die Yin-Energie wird gestärkt, indem Sie die Kugeln langsam und über einen längeren Zeitraum hinweg kreisen lassen.

Ähnlich wie bei der Akupunktur, wo eine heftige, starke Bewegung der Nadeln eine beruhigende Wirkung hat, während eine langsame, weiche Bewegung der Nadeln Energie an die Oberfläche führt und aufmunternd und erfrischend wirkt, können Sie über den Bewegungsrhythmus der Qigong-Kugeln eine bestimmte Wirkung erzielen:

- Rollen Sie die Kugeln schnell und hart (Yang), erhalten Sie einen beruhigenden, durchwärmenden Effekt.
- Bewegen Sie die Kugeln hingegen langsam und weich (Yin), wirkt das belebend und erfrischend.

Gleichgewichts- und Koordinationsübungen

Qigong-Kugeln können Sie über das Kugelrollen in der Hand und unter den Fußsohlen hinaus hervorragend in Bewegungsabläufe einbeziehen, die Ihre Körperwahrnehmung schulen.

Die Spirale

Stehen Sie locker mit leicht gespreizten Armen oder sitzen Sie aufrecht auf einem Hocker. Reichen Sie eine Kugel von der linken in die rechte Hand, vor und hinter dem Körper. Arbeiten Sie sich spiralförmig nach oben. Beginnen Sie auf Höhe des Unterleibs. Umkreisen Sie dann den Bauch, die Brust, die Schulter, schließlich den Kopf und wieder zurück. Wechseln Sie die Drehrichtung. Atmen Sie dabei ruhig und gleichmäßig.

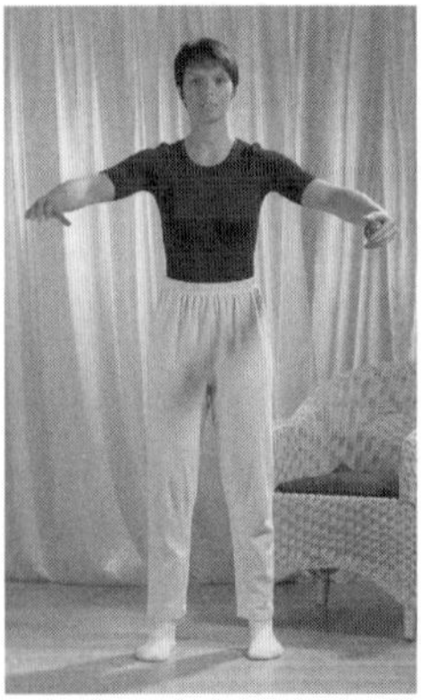

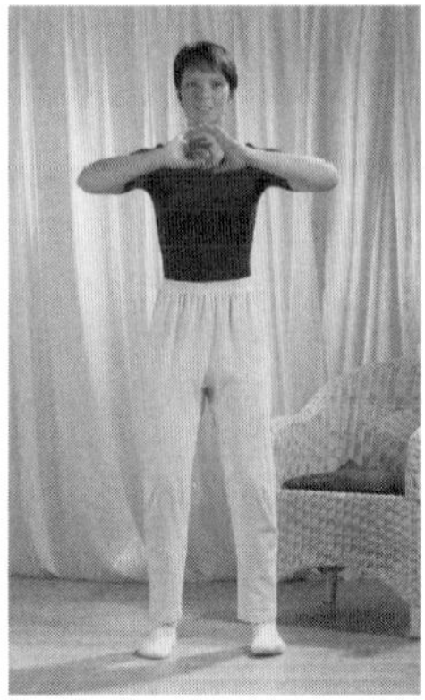

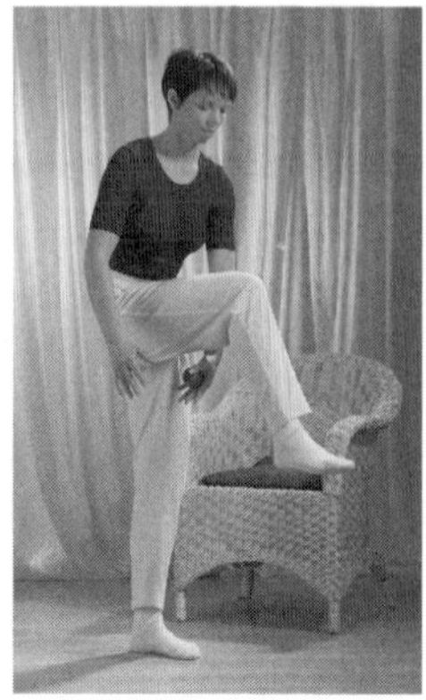

Die Spirale **Die Acht**

Wirkung: Fördert die Links-Rechts-Koordination.

Die Acht

Die Haltung ist hier dieselbe wie bei der Spirale. Reichen Sie nun mit der rechten Hand die Kugel unter dem linken Oberschenkel hindurch der linken Hand. Geben Sie die Kugel dann mit der linken unter dem rechten Oberschenkel hindurch in die rechte Hand und wiederholen Sie das Ganze zehnmal. Wechseln Sie die Richtung.

Wirkung: Schult Koordination und Gleichgewichtssinn und verbessert die Beweglichkeit der Hüftgelenke.

Die Teetasse

Legen Sie je eine Qigong-Kugel in die rechte und in die linke Hand. Stellen Sie sich vor, Sie balancieren zwei volle Tassen Tee auf den Handtellern, die Sie nicht verschütten wollen.
Drehen Sie die Kugel an der Körperseite vorbei langsam unter dem Arm hindurch, indem Sie die Hände kreisen lassen. Dann führen Sie sie über den Kopf und wieder herab.

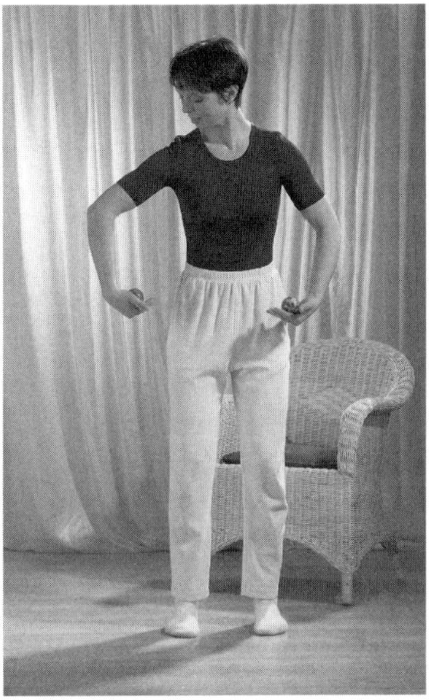 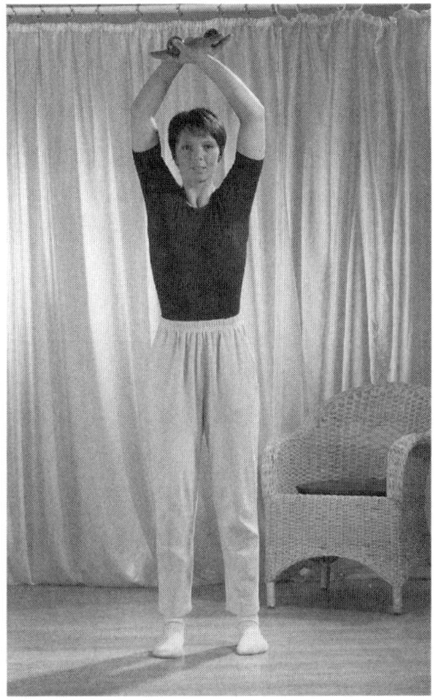

Die Teetasse

Am Anfang erfolgt die Bewegung nur aus dem Arm und den Schultern heraus. Haben Sie etwas Übung, kann Ihr ganzer Körper mitschwingen. Nehmen Sie die Beine etwas weiter auseinander, gehen Sie ein wenig tiefer in die Knie und machen Sie eine ausladende Schwingbewegung, die vom ganzen Körper mitvollzogen wird. Folgen Sie dabei mit den Augen dem Lauf der Kugel. Als Vorübung können Sie die Kugel abwechselnd auf der linken und rechten flachen Hand balancieren.

Wirkung: Fördert die allgemeine Körperkoordination. Sämtliche Muskelpartien werden trainiert und die Meridiane aktiviert.

Höherer Schwierigkeitsgrad

Drehen Sie, während Sie die „Teetasse" ausführen, in jeder Hand ein Kugelpaar abwechselnd in die gleiche, dann in die entgegengesetzte Richtung.

Lenken Sie Ihre Vorstellungskraft auf einen Punkt, etwa drei Fingerbreit unter dem Bauchnabel. Dort liegt das *Dantian,* auch Zinnoberfeld genannt, das in der Traditionellen Chinesischen Medizin der zentrale Sitz der inneren Energie ist.

Die „Qi-Bälle"

Sie können die Kugeln nicht nur als Bewegungselement auf dem Körper einsetzen, sondern sie auch als „Qi-Bälle", also als Wärme- und Energiespender an einer Stelle des Körpers ruhen lassen. (Das empfiehlt sich besonders zur Entspannung nach den Übungen, wenn die Kugeln noch warm sind.) Dazu bietet sich vor allem die Bauchgegend an. Gerade um den Nabel herum befinden sich einige sensible Punkte. Legen Sie eine Kugel rechts und eine links vom Bauchnabel und halten Sie diese leicht mit den Händen fest.

Beim Einatmen hebt sich der Bauch, die Kugeln rollen etwas auseinander. Stellen Sie sich dabei vor, sie müssten ein Magnetfeld überwinden und die Kugeln voneinander trennen. Ihre Zunge liegt hinter der Oberreihe der Zähne. Die Luft streift an der Zunge vorbei. Beim Ausatmen löst sich die Zunge mit einem kaum hörbaren „T" vom Gaumen. Die Kugeln rollen wieder zurück und stoßen leicht zusammen.

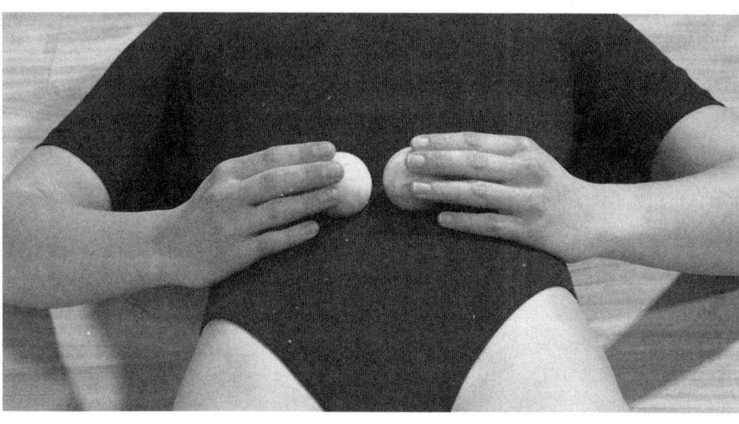

Die „Qi-Bälle"

Qigong mit Qigong-Kugeln

In der Atem- und Meditationsschule Qigong wird – ähnlich wie beim indischen Yoga – die Energie im Körper durch Atmung und Vorstellungskraft gelenkt. Um den Atem im Körper auf- und absteigen zu lassen, bedient sich das Qigong unterstützend bestimmter Bewegungsabläufe. Der Atem führt dabei die Bewegung: Wenn Sie einatmen, heben Sie die Energie nach oben, atmen Sie aus, senkt sich die Energie in den Bauch. Ihre Vorstellungskraft, Ihr „inneres Auge", lenken Sie dabei auf den Atemfluss und unterstützen damit die äußere Bewegung.

Das klingt schwieriger als es ist: Atmen Sie einmal tief ein und heben Sie dabei eine nach oben geöffnete Hand vom Bauchnabel zur Brust. Halten Sie den Atem kurz an, drehen Sie die Hand nach unten und senken Sie sie beim Ausatmen wieder zum Bauchnabel. Das Ganze verfolgen Sie mit Ihrem „inneren Auge".

Was hier an einem kleinen Bewegungsablauf gezeigt wurde, gilt auch für komplexere Übungen des Qigong. Die Atmung lenkt die Bewegung, die Bewegung lenkt die Atmung, die Vorstellungskraft leitet beides, beides leitet die Vorstellungskraft.

Trotz ihrer Namensähnlichkeit und dem gemeinsamen Ziel, das körpereigene Qi zu lenken und Yin und Yang zu harmonisieren, besteht zwischen dem Qigong und dem Spiel mit den Qigong-Kugeln ein grundsätzlicher Unterschied: Beim Qigong wird durch die Atmung, die Bewegung und das Lenken der Vorstellungskraft Energie in den Körper geleitet, ohne dass eine äußere Anwendung im Spiel ist. Bei der Arbeit mit den Qigong-Kugeln hingegen sind es die Kugeln zum großen Teil selbst, die der Energie im Körper zur Bewegung verhelfen.

Nun ist es aber durchaus sinnvoll, Elemente des Qigong mit den Qigong-Kugeln zu verbinden. Wenn Sie zum Beispiel Ihre Aufmerksamkeit und Ihren Atem immer genau auf den Bereich Ihres Körpers lenken, wo sich die Qigong-Kugeln befinden, erhalten Sie einen sehr tiefen, entspannenden und nach innen führenden Impuls, der die Übung mit den Kugeln unterstützen kann. Darüber hinaus lassen sich bestimmte Bewegungsabläufe des Qigong mit den Qigong-Kugeln ausführen und in ihrer Wirkung sogar noch verstärken.

Sie werden nun Übungen aus dem Qigong kennen lernen, zuerst in ihrer Grundform und dann kombiniert mit den Qigong-Kugeln.

Ziel der folgenden Übungen ist es, Ihren Geist zur Ruhe kommen zu lassen, die Energiezentren Ihres Körpers zu mobilisieren und eine gleichmäßige Atmung zu erlangen.

Stehen wie ein Pfahl

Stellen Sie die Beine in etwa schulterbreitem Abstand parallel nebeneinander. Die Füße sind gleichmäßig belastet und haben sicheren, festen Bodenkontakt. Die Kniegelenke sind etwas gebeugt, die Wirbelsäule ist gerade. Hüftgelenke, Schultern und Nackenmuskeln sind entspannt. Heben Sie die Arme auf Nabelhöhe und beugen Sie sie leicht.

Atmen Sie ruhig und gleichmäßig. Beim Einatmen liegt die Zunge ganz entspannt hinter der oberen Zahnreihe, beim Ausatmen löst sich die Zunge. Die Luft wird durch Nase und Mund leicht ein- und ausgeatmet. Es entsteht dabei ein kaum hörbares „T“ beim Ausatmen durch den Mund, weil sich die Zungenspitze vom Gaumen löst.

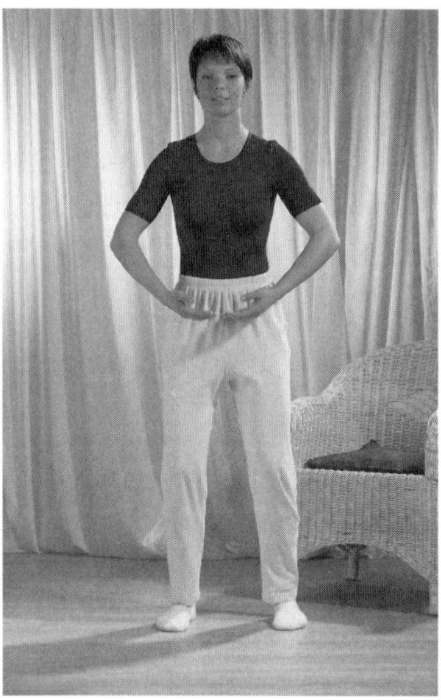

Stehen wie ein Pfahl

Ihr Gesicht ist nach vorn gerichtet. Schauen Sie in die Ferne, ohne einen bestimmten Punkt zu fixieren. Ihr Körper ist entspannt. Gedanken und Assoziationsketten tauchen auf, Sie lassen diese an sich vorüberziehen und versetzen sich in einen ruhigen, meditativen Zustand. Lenken Sie jetzt Ihre Aufmerksamkeit in das *Dantian.*

Bleiben Sie anfangs etwa fünf Minuten in dieser Haltung und verlängern Sie schrittweise auf zehn bis fünfzehn Minuten. Ist Ihr Mund feucht und die Hände warm, ist dies ein sicheres Zeichen, dass Sie „tief" genug geübt haben.

Wirkung: Wenn Sie diese Qigong-Übung regelmäßig durchführen, fördert das die allgemeine Wärmeregulation. Sie erreichen eine „Wachheit in großer Ruhe" und fühlen sich innerlich ausgeglichen und heiter.

Stehen wie ein Pfahl mit Qigong-Kugeln

Nehmen Sie die gleiche Position wie oben ein. Legen Sie je eine Qigong-Kugel unter die Fußballen.

Versuchen Sie das Gleichgewicht zu halten. Üben Sie am besten barfuß, dann können Sie die Kugeln besser festhalten! Sie spüren jetzt einen belebenden Druck in den Unterschenkeln. Wenn Sie die Übung richtig ausführen, werden Sie keine Ermüdungserscheinungen verspüren und sie schrittweise bis auf fünfzehn Minuten ausdehnen können. Bei Schmerzen beenden Sie die Übung, massieren die Füße etwas mit den Kugeln und versuchen es erneut.

Wirkung: Der N1-Punkt, der auf der Fußsohle liegt und einer der kraftvollsten Energiepunkte ist, wird bei dieser Übung angesprochen und der gesamte Nierenmeridian angeregt. Die „Erdung" ist eine der wichtigsten Eigenschaften des Qigong. Durch den Druck der Kugeln und die dadurch auf die Fußsohlen gelenkte Vorstellungskraft wird eine sehr starke Erdung erreicht, was dem Grundprinzip des Qigong „Unten fest und oben leicht" entgegenkommt.

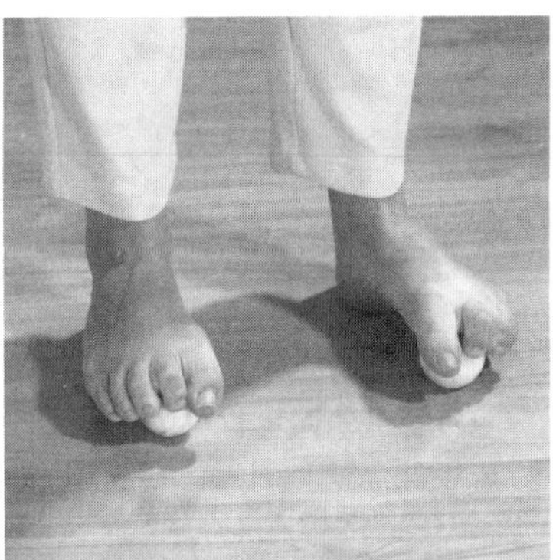

Starke Erdung: Stehen wie ein Pfahl mit Qigong-Kugeln

Zum Himmel strecken und auf die Wolken setzen

Nehmen Sie dieselbe Haltung ein wie in „Stehen wie ein Pfahl". Die Kniegelenke sind locker gebeugt. Achten Sie auf Ihren Atem und schaukeln Sie etwas vor und zurück, so wie eine Kiefer im Wind.

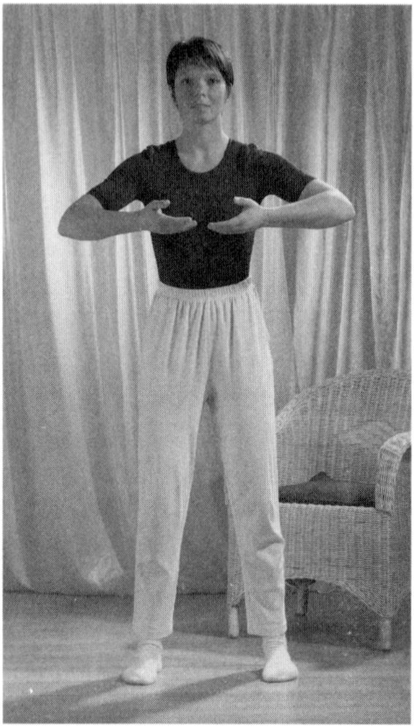

Einatmen: der Körper kommt leicht nach vorn

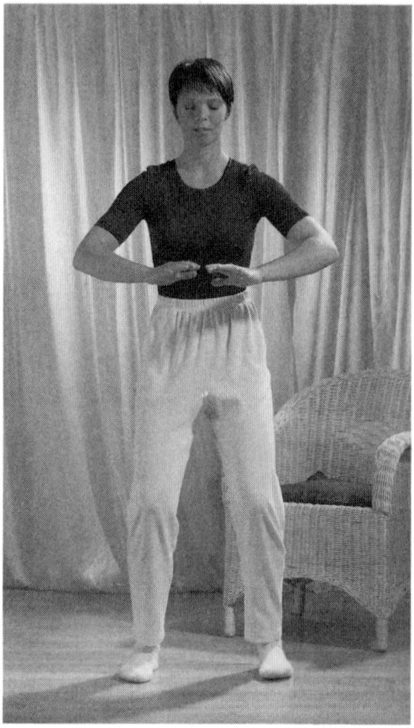

Ausatmen: Knie etwas beugen, Oberkörper leicht nach hinten

Beim Einatmen strecken Sie die Knie etwas und wachsen in den Himmel. Dabei kommen Sie mit dem gesamten Oberkörper leicht nach vorn. Heben Sie die Arme leicht vor dem Körper an. Beim Ausatmen senken Sie dann Ihren Körper etwas tiefer, sodass die Knie wieder mehr gebeugt sind. Dabei schiebt sich der Oberkörper leicht nach hinten, so als würden Sie sich „auf Wolken setzen": Dabei schieben die Handflächen die Energie wieder nach unten.

Zum Himmel strecken und auf die Wolken setzen mit Qigong-Kugeln

Es gibt zwei Möglichkeiten die Kugeln in diese Übung einzubeziehen. Zum einen können Sie sie wie bei der Übung „Stehen wie ein Pfahl" unter die Fußsohlen legen. Zum anderen können Sie die Kugeln in die Hände nehmen und mit ihnen die Bewegung wie beschrieben vollziehen.

Wirkung: Das „Steigen" und „Fallen" der Energie wirkt entspannend und ausgleichend. Innere Blockaden werden abgebaut, bestehende Stockungen gelöst. Die Übung lässt das Yang im Körper steigen. Die Kugeln in der Hand lenken die Vorstellung noch stärker auf das „Heben" und „Senken", der Energiefluss wird mächtiger.

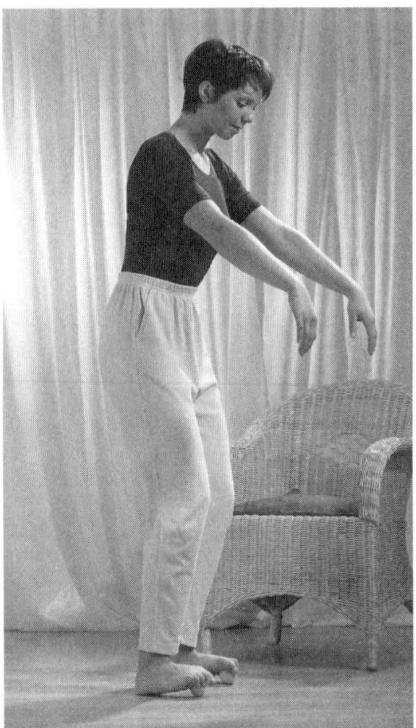

Heben und Senken mit Kugeln

Rollende Kugeln

Wenn Sie schon Übung im Umgang mit den Kugeln haben und auch etwas mit Qigong vertraut sind, können Sie die Kugeln während der Bewegung in den Händen rollen lassen. Sie drehen dabei die Kugeln beim „Heben" und beim „Senken" erst in der linken und dann in der rechten Hand und wenn Sie es beherrschen, auch beidhändig. Damit werden die Koordination und die gesamte Körperwahrnehmung geschult.

Aktivierung der Energiezentren

Durch die vorhergehenden Übungen haben Sie sich in einen ruhigen, ausgeglichenen Zustand versetzt. Ihre Aufmerksamkeit ruht auf dem *Dantian,* Sie atmen ruhig und gleichmäßig. Nun können Sie mit den folgenden Übungen die Energiezentren gezielt durch Einsatz der Kugeln aktivieren.

Rollen entlang der Oberschenkel

Ausgangsposition wie in „Stehen wie ein Pfahl". Nehmen Sie je eine Kugel in die rechte und linke Hand und rollen Sie mit ihnen die Oberschenkel an der Außen-, Vorder- und Innenseite der Beine entlang der Meridiane ab – das sind die drei Yang-Meridiane Magen, Gallenblase, Harnblase und die Yin-Meridiane Milz/Pankreas, Leber und Niere. Parallel dazu heben und senken Sie Ihren Körper, indem Sie abwechselnd die Kniegelenke leicht beugen – ausatmen – und wieder strecken – einatmen. In einem Turnus können die Kugeln parallel bewegt werden, in einem zweiten Durchlauf gegenläufig.

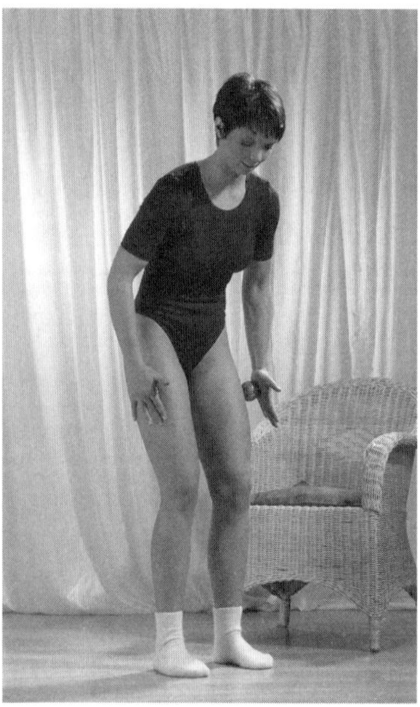

Rollen auf den Oberschenkeln

Zunächst rollen also die Kugeln beim Senken, beim „auf die Wolke setzen" auf den Oberschenkeln abwärts, beim Heben aufwärts.

Nun führen Sie die Bewegung gegenläufig aus: Beim Senken rollen Sie die Kugeln nach oben, beim Heben nach unten.

Von Mal zu Mal gehen Sie dabei etwas tiefer in die Knie. Am Anfang rollen Sie mit den Kugeln nur den Oberschenkelbereich ab, wenn Sie schon etwas mehr Übung haben, können Sie die Unterschenkel mit einbeziehen.

Wirkung: Durch das Kugelrollen kommt zu den bereits genannten Effekten die Energiemassage der Meridiane hinzu. Der Qi-Fluss wird somit intensiviert, die Koordination geschult. Das Üben geht ganz einfach „tiefer".

Bauchnabelkreisen

Stehen Sie wie oben beschrieben oder legen Sie sich flach hin. Nehmen Sie beide Kugeln in eine Hand und lassen Sie sie über Ihrem Bauchnabel in beide Richtungen kreisen, mit der linken und rechten Hand abwechselnd.

Wirkung: Das *Dantian,* das Energiereservoir, wird geöffnet. Der Kreislauf wird aktiviert, die Konzentration gefördert und die Verdauung angeregt. Die Übung wirkt anregend und erfrischend.

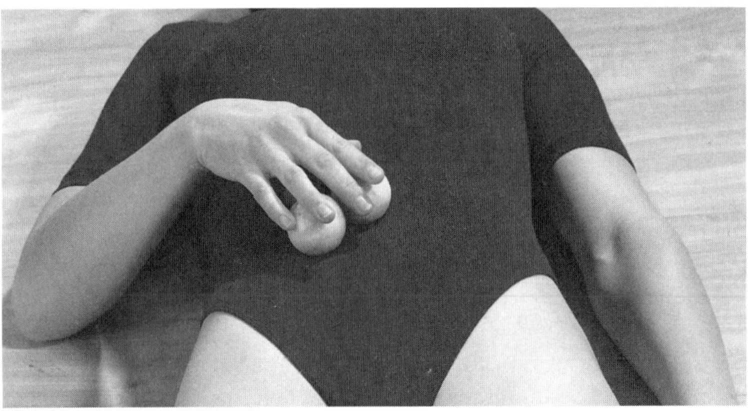

Bauchnabelkreisen

Rollen in der Nierengegend

Nehmen Sie die Kugeln in eine Hand und rollen Sie sie in der Nierenregion und auf den Pobacken. Es entsteht ein leichtes Druck- und Wärmegefühl.

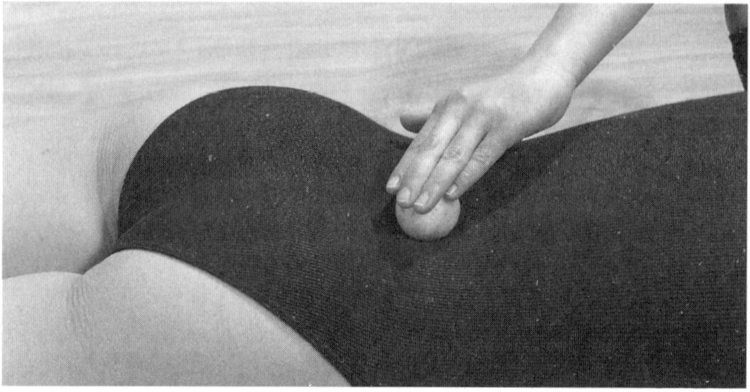

Rollen in der Nierengegend

Wirkung: Die Chinesen begreifen die Nieren als den Sitz des Willens und der Fortpflanzungskraft. Über die Stimulation dieser Körperregion fördern Sie Ihr Durchhaltevermögen und stärken darüber hinaus nicht nur im übertragenen Sinne Ihren Rücken.

Abklopfen der Meridiane

Nehmen Sie beide Kugeln in eine Hand und klopfen Sie den Lungenmeridian von Lu 1 bis zum Daumen sanft ab. Auf dem Dickdarmmeridian gehen Sie zurück nach oben bis zu den Schultern. (Die beiden Meridiane sind auf Seite 76 abgebildet.)

Beziehen Sie nun den ganzen Arm mit ein und atmen Sie dabei wie beim Qigong ruhig ein und aus. Dann klopfen Sie vorsichtig den Körper und die Beine ab. Auf der „Yin-Zone", den Innenseiten von Armen und Beinen, klopfen Sie von oben nach unten und kommen schließlich auf der „Yang-Zone", den Außenseiten von Armen und Beinen, wieder nach oben.

Wirkung: Stoffwechselendprodukte werden abgebaut, der Lymphfluss angeregt. Die Organe erhalten eine leichte Stimulation von außen. Die Übung wirkt angenehm anregend.

Qigong-Kugeln und Taijiquan

Taijiquan, auch T'ai Ch'i Chuan oder Tai Ji Quan geschrieben – was auf Chinesisch „die Große Säule umfassen" heißt und im Westen auch Schattenboxen genannt wird –, war ursprünglich eine Selbstverteidigungstechnik. Heute werden die sanften harmonischen Bewegungen zur Schulung von Körper und Geist eingesetzt. Taijiquan dient der allgemeinen Entspannung und Fitness sowie der Steigerung von Konzentrationsfähigkeit und Reaktionsvermögen.

Während Sie die bislang beschriebenen Übungen des Qigong weitgehend im Sitzen oder Stehen auf einem Fleck ausführen konnten, kommt nun mit dem Taijiquan die „dritte Dimension" hinzu: Sie werden sich schrittweise nach vorn und wieder zurück bewegen.

Eine der Grundlagen für die richtige Ausübung des Taijiquan ist es, eine Schrittfolge zu erreichen, die sicher ist und sich durch höchste Standfestigkeit auszeichnet, um die (imaginären) Angriffe des Gegners abfangen zu können. Wir werden in den folgenden Übungen den so genannten Bogenschritt aus dem Taijiquan kennen lernen und ihn mit dem Drehen der Qigong-Kugeln kombinieren. Natürlich können wir hier nur einen kleinen Einblick in die Welt des Taijiquan geben. Finden Sie daran Gefallen, empfehlen wir Ihnen den Besuch eines Kurses, wie er auch oft an Volkshochschulen angeboten wird. Gerade für Anfänger ist es hilfreich, einen erfahrenen Lehrer zur Seite zu haben, der auf die korrekte Ausführung jeder einzelnen Bewegung achtet.

Taijiquan stellt eine hervorragende Möglichkeit dar, den Geist frei zu bekommen und sich in eine Bewegungsabfolge zu versenken. Die folgenden Übungen sind nicht ganz einfach. Sie müssen systematisch erarbeitet werden. Flüssig durchgeführt, eröffnen sie eine ungeheure Wirksamkeit!

Der wankende Seemann

Gehen Sie auf und ab und rollen Sie dabei die Kugeln in der Hand. Nach zwölf Umkreisungen übergeben Sie die Kugeln der jeweils anderen Hand. Beim jedem zweiten Wechsel ändern Sie die Drehrichtung der Kugeln. Versuchen Sie die Übergabe der Kugeln so fließend wie möglich zu vollziehen. Verlangsamen Sie allmählich Ihr Schritttempo, bis Sie sich in Zeitlupengeschwindigkeit bewegen. Anstatt nach vorn zu gehen, verlegen Sie nun den Schritt nach und nach zur Seite, also mit dem rechten Fuß nach rechts außen, halb nach vorn, halb zur Seite tretend, dann den linken Fuß halb nach vorn, halb zur Seite nachziehend. Ihre Fortbewegung gleicht der eines breitbeinig wankenden Seemanns.

Währenddessen werden die Kugeln gerollt und nach zwölf Umkreisungen übergeben. Rechter Schritt – rechte Hand, linker Schritt – linke Hand. So, als wollten Sie ein Schwert ziehen, wird die Hand mit den Kugeln vom Körper weggeführt. In dem Moment, wenn der hintere Fuß nachgezogen wird, geht die Hand wieder zurück zum Körper. Die andere Hand liegt bereits zur Übernahme der Kugeln geöffnet unter der rollenden Hand und übernimmt, wenn der Schritt ausgeführt wird, die Kugeln und wiederholt die Bewegung gegengleich.

Wenn Sie die Vorwärtsbewegung beherrschen und genügend Vorstellungsvermögen haben, können Sie das Ganze auch rückwärts üben.

Der Bogenschritt

Die Übung wird in vier Vorwärts- und vier Rückwärtsschritten durchgeführt. Während jeden Schrittes wird das Kugelpaar zwölfmal gekreist.

Stehen Sie aufrecht, mit leicht geöffneten Beinen. Ihre Füße befinden sich parallel nebeneinander. In Ihrer rechten Hand liegen die kreisenden Kugeln. Sie drehen sich nun um 45 Grad aus der Bewegungsrichtung heraus nach rechts und verlagern Ihr Gewicht auf den rechten Fuß, den linken stellen Sie etwas auf die Fußspitze.

Die rechte Hand übergibt beide Kugeln der linken (siehe Abbidung 1). Diese beginnt zu kreisen, während die rechte Hand in wenigen Zentimetern Abstand über die Kugeln streift und zur Hüfte absinkt.

Inzwischen haben Sie mit dem linken Bein einen bogenförmigen Ausfallschritt getan. Ihr Gewicht wird nunmehr auf den linken Fuß verlagert, der mit seiner Spitze in die Schrittrichtung weist. Die Kugeln werden weiter in der linken Hand gekreist (siehe Abbildung 2).

Nun verlagern sie mit aufrechtem Oberkörper das Gewicht nach hinten auf das rechte Bein. Das linke Bein macht eine leichte Drehbewegung

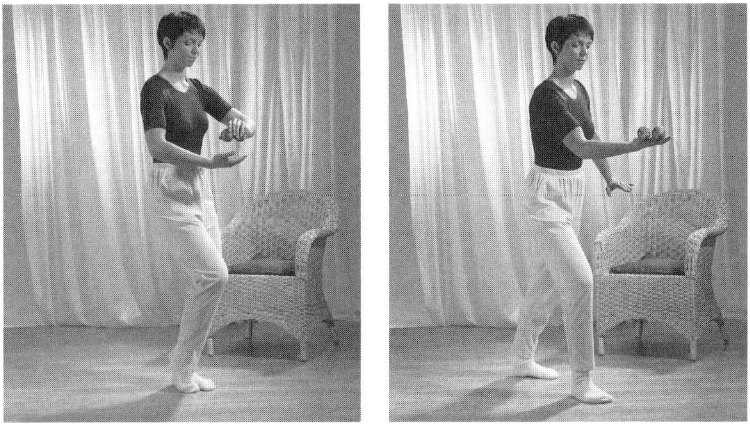

Der Bogenschritt

um 45 Grad nach links außen. Der linke Fuß wird belastet, das rechte Bein wird nachgezogen und ruht, auf der Fußspitze stehend, neben dem linken Bein. Nun geben Sie die Kugeln in die rechte Hand und der Bogenschritt erfolgt mit dem rechten Fuß.

Qigong-Kugeln für Kinder

Bei kleinen Kindern ist – wie bereits erwähnt – das Meridiansystem noch nicht voll ausgereift, eine gezielte Nadelbehandlung über die Akupunkturpunkte ist deshalb noch nicht sinnvoll. Auf die flächigen Massagebewegungen der Gesundheitskugeln allerdings sprechen Kinder sehr spontan an. Da ihre Körperproportionen noch sehr klein sind, kann mit verhältnismäßig geringer Mühe das gesamte bis dato entwickelte Meridiansystem stimuliert werden. Besonders bei hyperaktiven Kindern kann eine Kugel-Behandlung erfolgreich zur Beruhigung und zur Steigerung der Konzentration eingesetzt werden. Über diese allgemeinen Wirkungen hinaus, werden Sie erleben, dass vor allem die Körpermassage mit den Kugeln eine wunderbare Möglichkeit darstellt, sich Ihrem Kind in einer stillen, entspannten Atmosphäre intensiv zuzuwenden und dabei auch mögliche emotionale Spannungen und Stress abzubauen.

Kleinkindmassage

Rückenrollen

Legen Sie Ihr Kind entkleidet und in Bauchlage auf eine weiche Unterlage. Achten Sie auf ausreichende Raumtemperatur und eine entspannte Atmosphäre. Wärmen Sie die Kugeln mit den Händen etwas an. Sofern keine Allergie besteht, können Sie Ihr Kind mit einem Massageöl einreiben. Rollen Sie die Kugeln auf dem Rücken des Kindes entlang der Wirbelsäule vorsichtig auf und ab. Achten Sie darauf, wie Ihr Kind reagiert und stellen Sie den Druck der Kugeln darauf ein. Rollen Sie die Kugeln in einem gleichmäßigen Rhythmus. Wenn das Kind unruhig wird, hören Sie auf.

Wirkung: Wirkt stark beruhigend, krampflösend, entspannend, regt die Atmung an und fördert den Schlaf.

Bauchnabelkreisen bei Kleinkindern

Legen Sie Ihr Kind auf den Rücken. Kreisen Sie eine Kugel spiralförmig vom Bauchnabel weg und wieder zum Bauchnabel hin. Bei ganz kleinen Babys empfiehlt sich der Einsatz von Holzkugeln. Diese sind geschmeidiger und nicht so kalt wie beispielsweise Metallkugeln.

Wirkung: Die Übung regt die Verdauung an, löst Blähungen und Bauchschmerzen.

Kugeltraining für Kinder

Bei größeren Kindern können über das Kugel-Training die Feinmotorik, die Koordinationsfähigkeit und die intellektuellen Fähigkeiten positiv beeinflusst werden. Die Übungen sind hier die gleichen wie bei Erwachsenen, nur dass die Kugeln kleiner sind. Für die Kinderhand gibt es Qigong-Kugeln mit 35 Millimetern Durchmesser, die nur 200 Gramm schwer sind.

Wichtig beim Qigong-Kugel-Training mit Kindern ist der zwanglose, schrittweise Umgang mit den Kugeln. Um das Ganze attraktiver zu machen, üben Sie am besten mit Ihrem Kind zusammen.

Spiel mit einer Kugel

Lassen Sie die Kugel von einer Hand in die andere rollen. Steigern Sie die Geschwindigkeit und reichen Sie die Kugel hinter Ihrem Rücken herum. Dann geben Sie die Kugel Ihrem Kind, das es Ihnen gleichtun soll.

Danach setzen Sie sich mit Ihrem Kind mit gespreizten Beinen auf den Boden und spielen sich abwechselnd die Kugel zu.

Spiel mit zwei Kugeln

Lassen Sie beide Kugeln von der einen Hand in die andere rollen, entweder beide gleichzeitig oder im Wechsel. Legen Sie nun die Kugeln unter die Füße. Versuchen Sie, mit den Kugeln unter den Füßen einige Meter zu gehen. Das sind nur einige Beispiele, die Kugelspiele lassen sich beliebig erweitern.

Akupressur mit Qigong-Kugeln

Besonders Jadekugeln, aber auch Gesundheitskugeln aus anderen Materialien eignen sich hervorragend zur Akupressur, zum Auflegen auf bestimmte Akupunkturpunkte. Die Qigong-Kugeln können größere Körperpartien abdecken, vermögen sich aber auch Nischen wie der Wölbung der Fußsohle, dem Ellenbogen, dem Gewebe unter der Kehle oder den Kniekehlen anzupassen.

Sie wirken dabei entspannend, fördern das allgemeine Wohlbefinden, können zur Stressbewältigung und gegen Schlafstörungen sowie bei Antriebsarmut eingesetzt werden.

HINWEIS

Bevor Sie sich mit Akupressur bei einem schweren oder chronischen Leiden selbst behandeln, fragen Sie Ihren Arzt, ob eine solche Behandlungsmethode in Ihrem Fall angezeigt ist. Blutungsneigung oder Gerinnungsstörungen verbieten eine Kugelmassage. Bei Tumoren, Hautgeschwüren oder Hautkrebs dürfen die betroffenen Regionen nicht mit Akupressur behandelt werden. Während der Schwangerschaft sollten wehenauslösende Punkte nicht stimuliert werden. Kurz nach der Geburt sollte der Unterleib von einer Behandlung ausgeschlossen werden.

Einige Akupressurpunkte eignen sich besonders gut zur Selbstbehandlung mit Qigong-Kugeln. Je nach Lage des Punktes kreisen Sie mit der Kugel über den Punkt oder rollen die Kugeln auf und ab. Der Druck sollte bei zarten Menschen schwächer, bei robusten kräftiger sein. Sanfte Reize fördern die Eigenenergie, stärkere vertreiben die eingedrungene oder eingeschlossene krankhafte Energie. Stimulieren Sie jeden Punkt ein bis drei Minuten lang. Werden bei einem Krankheitsbild mehrere Punkte genannt, können Sie immer zwei Punkte gleichzeitig behandeln.

Beschwerden	**Akupressurpunkte**
Asthma	Lu 1, Lu 2
Ausfluss	Kg 2
Bandscheibenbeschwerden	Bl 23, Bl 40, Gb 30
Bauchschmerzen	Ma 25, Kg 6, Kg 8
Bauchschmerzen, nachgeburtliche	Ni 14
Blasenreizung	Bl 40, Ni 3
Blutarmut	Bl 17
Bluthochdruck	Di 11
Bronchitis	Bl 13, Kg 17, Kg 19
Brustkorb, Engegefühl	Kg 17, Kg 19
Durchfall	Bl 20, Ma 25, M/P 6, Kg 8
Ekzeme	Di 11, M/P 10
Ellenbogenschmerzen	Di 11, Lu 5
Erbrechen	Bl 21, Ma 36
Erkältungskrankheiten	Di 4, Gb 20
Erschöpfung	Kg 4, Kg 6
Gewebeschwellungen	M/P 9
Halsschmerzen	Di 4, Kg 22
Handgelenkschmerzen	3E 5
Herzklopfen	P 6
Hexenschuss (Lumbago)	Bl 23, Gb 30, Gb 31
Hüftschmerzen	Gb 30
Husten	Bl 13, Kg 17, Lu 1, Lu 2, Lu 5
Impotenz	Bl 23, M/P 6, Kg 4
Ischias	Bl 23, Bl 40, Bl 60, Gb 30

Beschwerden	Akupressurpunkte
Juckreiz	M/P 10
Kniegelenkschmerzen	Ma 36
Kopf- und Augenschmerzen	Gb 20
Kopfschmerzen, Stirn	Gb 14, Le 3
Kopfschmerzen im hinteren Bereich	Bl 10
Krämpfe	Le 3
Magenschmerzen	Bl 21, Ma 36, Kg 12
Mandelentzündung	Di 4, Lu 5
Menstruationsbeschwerden	Le 3, M/P 6, M/P 4, M/P 8, Ni 3, Ni 14, Kg 4
Migräne	Gb 20
Milchproduktion, geringe	H 1
Mundhöhlenentzündung	P 8
Muskelverspannungen	Gb 34
Nase, verstopfte	Di 4, Di 20
Nervosität	Kg 4
Neuralgie	Di 20
Neurodermitis	Di 11, M/P 10
Nierenschmerzen	Bl 23, Ni 1
Nierenschwäche	Bl 23, Ni 3
Ohrgeräusche	Dü 19, 3E 5, 3E 17
Ohrenschmerzen	Dü 19
Rückenschmerzen	Bl 21, Bl 23, Bl 24, Gb 30
Schlaflosigkeit	H 7, P 6
Schluckauf	Bl 17, P 8, Kg 22
Schnupfen	Di 4, Di 20, Gb 20
Schulter- und Nackenverspannungen	Gb 21
Schulterschmerzen	3E 14, Di 15, Dü 9
Schwindel	Lg 24, Gb 34
Übelkeit	Bl 17, Bl 21, Kg 12
Unruhe	Bl 15
Unterleibsschmerzen	M/P 6
Verdauungsstörungen	Bl 20, Ma 36
Verstopfung	Ma 25

Beschwerden	Akupressurpunkte
Wasserlassen, Beschwerden beim	M/P 6, M/P 9
Wasserlassen, heftiges	Bl 23
Zahnschmerzen	Di 4, Ma 6, Kg 24
Zugempfindlichkeit	Gb 20

3E = Dreifacher-Erwärmer-Meridian; Bl = Blasenmeridian; Di = Dickdarmmeridian; Dü = Dünndarmmeridian; Gb = Gallenblasenmeridian; H = Herzmeridian; Le = Lebermeridian; Lu = Lungenmeridian; M/P = Milz-Pankreas-Meridian; Ma = Magenmeridian; Ni = Nierenmeridian; P = Perikardmeridian; Kg = Konzeptionsgefäß; Lg = Lenkergefäß

Bei der Körpermassage können Sie die Kugeln auch mit der flachen Hand langsam entlang der einzelnen Meridiane rollen (siehe Abbildung Meridiane, Seite 72–77). Die Bewegung erfolgt langsam, vom Rumpf ausgehend zu den Extremitäten.

Körperteil	Meridian*	Wirkungsweise
Arme		
	Dickdarmmeridian	Bauchschmerzen Blähungen Nasennebenhöhlenbeschwerden Verstopfung Zahnschmerzen
	Dreifacher-Erwärmer-Meridian	Ödeme und Schwellungen Ohrensausen unregelmäfliges Wasserlassen
	Dünndarmmeridian	Nervosität Schmerzen im Unterbauch Zahnfleischschwellung
	Lungenmeridian	Atemnot Frösteln Heiserkeit Husten

*** bei jedem Meridian ist zusätzlich die lokale Wirkung zu beachten**

Körperteil	Meridian*	Wirkungsweise
	Pericardmeridian	Angina pectoris Herzklopfen manische Getriebenheit
	Herzmeridian	Herzschmerzen Schlafstörungen trockener Hals
Beine		
	Magenmeridian	Bauchschmerzen Blähungen Gesichtskopfschmerzen Magenschmerzen
	Gallenblasenmeridian	Benommenheit Kopfschmerzen Rippenschmerzen Taubheit
	Blasenmeridian	Augenleiden Harnverhaltung Hexenschuss Kopfschmerzen Lähmungserscheinungen im unteren Körperbereich
	Milzmeridian	Durchfall Körperschwere Mattigkeit Stuhlträgheit Zungensteifheit
	Lebermeridian	Erbrechen Menstruationsbeschwerden Harnverhalten Rückenschmerzen
	Nierenmeridian	Atemnot Durchfall und Verstopfung Muskelschwäche trockener Husten

Der Einsatz der Qigong-Kugeln bei bestimmten Erkrankungen

Qigong-Kugeln sind für den gesunden Menschen eine wundervolle Möglichkeit, sich zu entspannen, inneres Gleichgewicht zu erlangen und möglichen Erkrankungen vorzubeugen. Es gibt aber auch bestimmte Beschwerden und Erkrankungen, bei denen das Training mit den Qigong-Kugeln therapeutisch eingesetzt werden kann, beispielsweise:

- zur Harmonisierung des Blutdrucks bei Hypertonie oder Hypotonie
- bei Asthma
- bei rheumatischen Beschwerden an Händen und Handgelenken, bei Sehnenveränderungen der Hand, wie bei der Dupuytrain'schen Kontraktur oder bei Sehnenscheidentzündungen
- zur Kräftigung der Hand- und Armmuskulatur nach einem Bruch
- bei Muskelerkrankungen degenerativer oder akuter Art wie Blutergüssen oder Muskelfaserrissen
- bei Zerrungen und dem so genannten Tennisarm
- in der Rekonvaleszenz nach schweren Krankheiten
- in der Rehabilitation, besonders bei massiver Einschränkung des Bewegungsapparates, zum Beispiel bei Querschnittslähmung
- bei Lähmungserscheinungen (beispielsweise nach einem Schlaganfall)
- bei Multipler Sklerose

Da die Übungen mit den Qigong-Kugeln auch im Sitzen und im Liegen ausgeführt werden können, eignen sie sich auch besonders gut für ältere Menschen, die bettlägerig sind oder im Rollstuhl sitzen. Neben der allgemeinen wohltuenden Stimulans auf den gesamten Körper, erscheint ihr Einsatz besonders wertvoll bei:

- Parkinson-Patienten
- Schlaganfall-Patienten
- Patienten mit Durchblutungsstörungen und Stoffwechselerkrankungen wie Diabetes mellitus
- Patienten mit amyotropher Lateralsklerose (Systemerkrankung des Rückenmarks) im frühen Stadium

- Patienten mit Muskelernährungsstörungen
- Arthritis und Rheuma

Sie können die Kugeln in der Hand rollen oder mit ihnen die Meridiane längs der Arme, der Beine, des Bauches und des Rückens massieren. Beim Abrollen erwärmt sich die Kugel und körperbelastende Stoffe, so genannte Schlacken, werden zur Ausscheidung angeregt.

Die Behandlung mit den Kugeln sollten Sie auf die Erkrankung abstimmen. So empfiehlt es sich beispielsweise bei einer Sehnenscheidenentzündung nur sehr maßvoll – mit kleinen Kugeln und begrenzter Dauer – zu üben, damit durch eine zusätzliche Belastung der Hand nicht eine Verschlechterung eintritt. Grundsätzlich sollten Sie bei schweren Erkrankungen vor dem Einsatz der Kugeln immer Ihren Arzt oder Therapeuten zu Rate ziehen.

Sie können sich natürlich auch von Ihrem Therapeuten oder Partner mit den Kugeln massieren lassen. Dabei können Sie sich dann vollends entspannen und auch für Sie schwer erreichbare Körperpartien werden behandelt. Einige gezielte Anwendungsmöglichkeiten der Qigong-Kugeln bei alltäglichen Beschwerden wollen wir Ihnen zum Abschluss dieses Buches zeigen, um damit unseren kleinen Ausflug in die Welt der Traditionellen Chinesischen Medizin und der Qigong-Kugeln abzurunden.

Die Rückenmassage mit Qigong-Kugeln bei chronischen Erkrankungen

Auf dem Rücken verlaufen links und rechts von der Wirbelsäule die beiden Äste des Blasenmeridians. Sie sind bei chronischen Erkrankungen besonders gut für eine Behandlung mit den Kugeln geeignet, da über die dort zahlreich liegenden Akupunkturpunkte die inneren Organe sehr direkt beeinflusst werden können.

Der Patient oder Partner legt sich entspannt auf den Bauch. Der Rücken wird mit etwas Massageöl eingerieben. Dann wird der Rücken vorsichtig in parallelen Linien von der Wirbelsäule nach außen gehend, von unten nach oben und wieder von oben nach unten mit den Kugeln abgerollt. Der Druck kann je nach gewünschter Wirkung variieren: ein leichter Druck der Kugeln hat eine kräftigende und erfrischende Wirkung, ein kräftiger eine entspannte, beruhigende. Doch Vorsicht: Übertreiben Sie die Massage nicht, es sollten keine Schmerzen auftreten. Bei Patienten mit Bewegungseinschränkungen, Verletzungen oder leichter Knochenbrüchigkeit sollte äußerst vorsichtig vorgegangen und die Massage nur von einem erfahrenen Therapeuten durchgeführt werden.

Jadekugeln bei Nierenleiden

Die traditionelle chinesische Mineralogie beschreibt die Wirkung von Jade als seelisch ausgleichend. Den Jadekugeln wird eine starke Beziehung zur Lebensessenz zugeschrieben, weshalb sie sich ganz besonders gut zur Behandlung der Nieren eignen, dem „Palast der Lebensessenz". Die folgende Übung ist für Menschen mit chronischen Rückenschmerzen, Nierenbeckenentzündungen oder bei häufigem Wasserlassen mit Kältegefühl im Unterleib geeignet.

Rollen Sie die Jadekugeln in der Nierengegend oder legen Sie sich mit den Kugeln auf eine sehr weiche Unterlage, sodass ein leichter Druck in der Nierengegend erfolgt (Bl 23, siehe Seite 75).

Auch durch das Rollen der Jadekugeln unter den Fußsohlen können Sie die Nieren positiv beeinflussen: Hier verläuft der Meridian der Milz und der Nieren. Eine Qigong-Kugel wird unter der Fußsohle gerollt, sodass der N 1, der hinter den Zehen liegt, angesprochen wird. Sie können die Kugeln auch zwischen den „zum Gebet gefalteten" Füßen rollen und so die Akupunkturpunkte stimulieren.

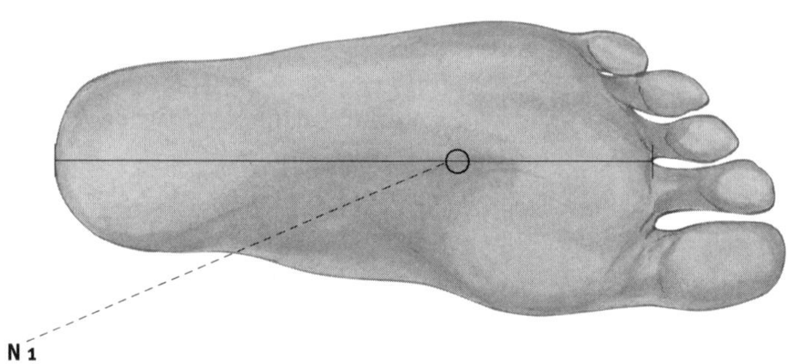

Verstopfung

Auch hier werden die Rückenpunkte durch Partnermassage oder Akupressur stimuliert. Sie wählen den Rückenpunkt Bl 25 „Dickdarm". Nach wohldosiertem Liegen auf dem Punkt, rollen sie eine Kugel auf dem am Ellenbogen gelegenen Punkt Di 11 neun Atemzüge lang. Schließlich rollen Sie die Kugeln rechts und links vom Bauchnabel (Ma 25). Danach lassen die die warmen Kugeln einige Zeit auf dem Bauch liegen.

Hoher Blutdruck

Legen Sie sich auf die Kugeln und zwar so, dass der Rücken-Zustimmungspunkt der Leber (Bl 18) stimuliert wird. Danach reizen Sie den Punkt Ni 3 durch sanftes Streichen mit einer Kugel und schließlich stimulieren Sie noch den Punkt Le 3.

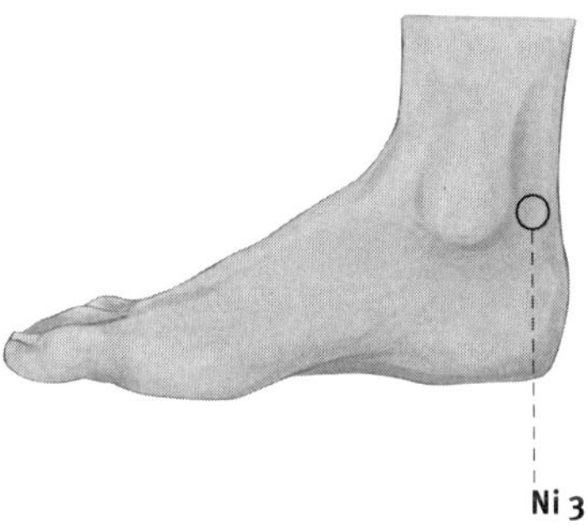

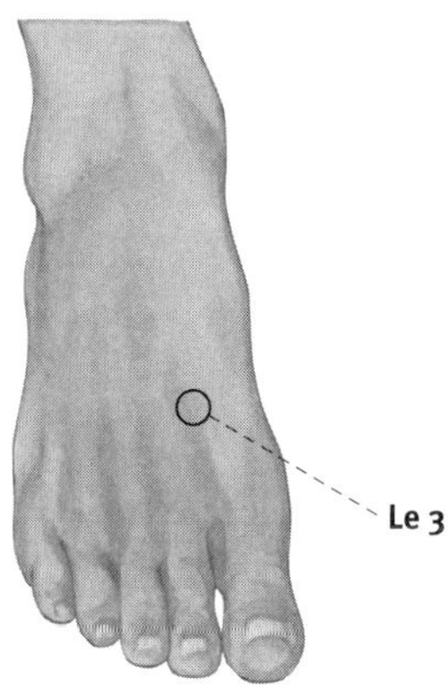

Die Meridiane und ihre Punkte

Verlauf des Gallenblasenmeridians

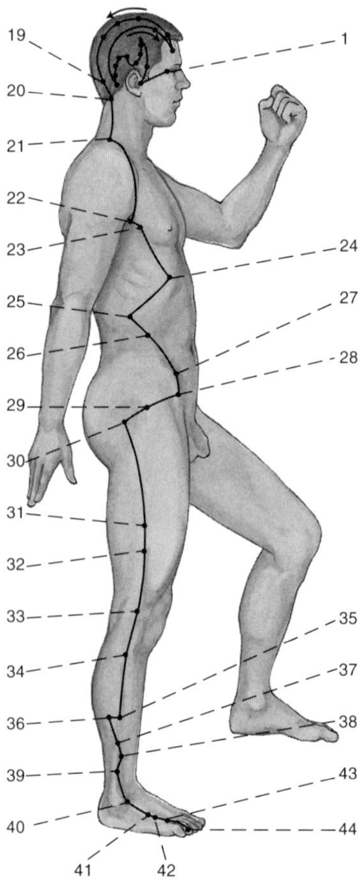

Verlauf des Lebermeridians

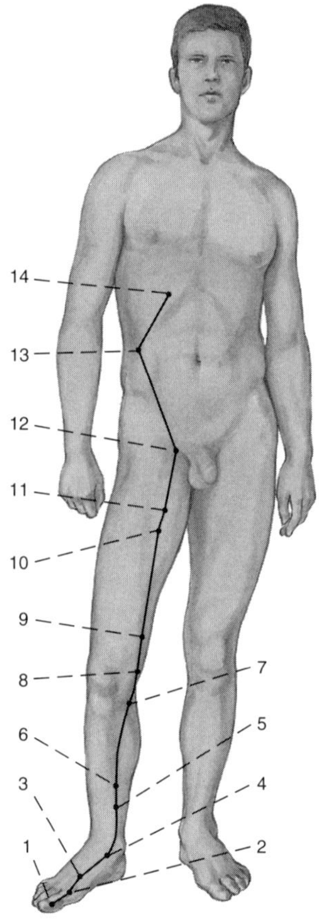

Verlauf des Konzeptionsmeridians

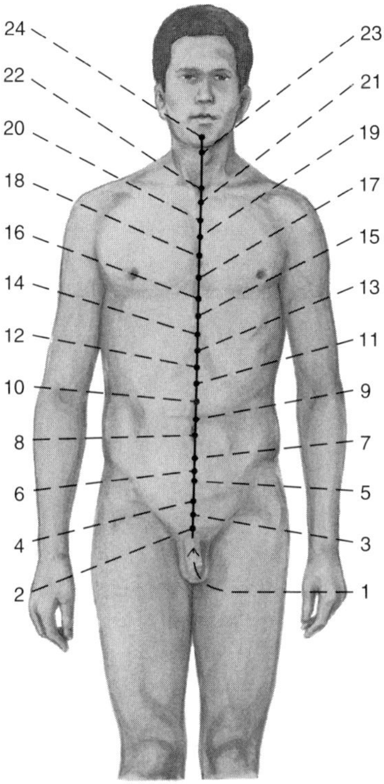

Verlauf des Dreifacher-Erwärmer-Meridians

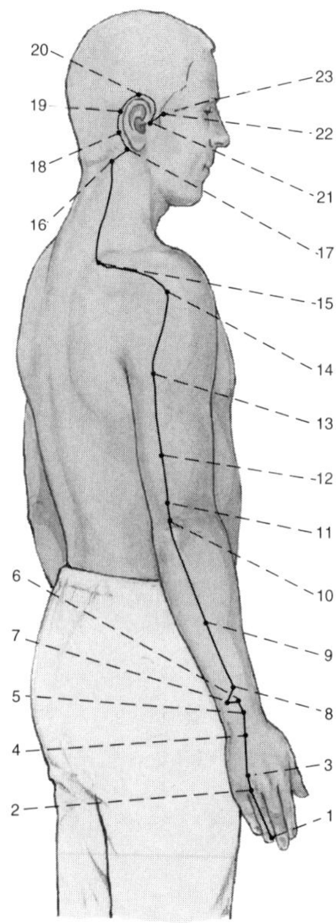

Verlauf des Dünndarmmeridians

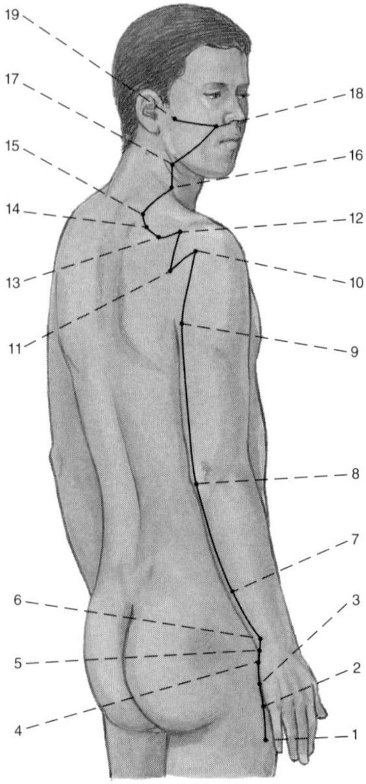

Verlauf des Nierenmeridians

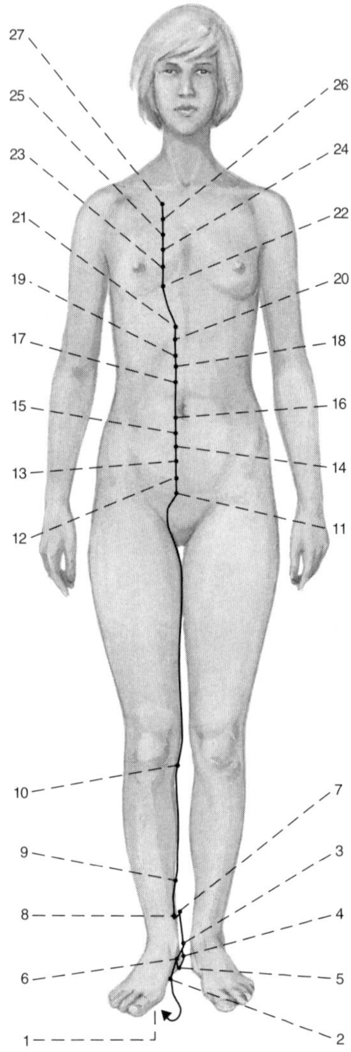

Verlauf des Blasenmeridians

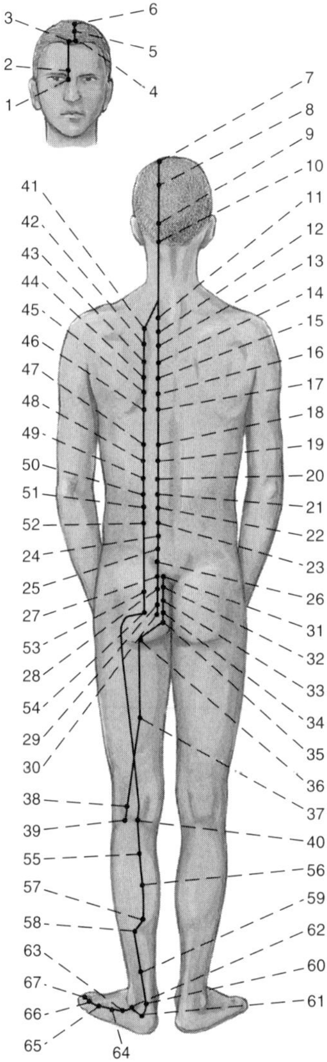

Verlauf des Magenmeridians

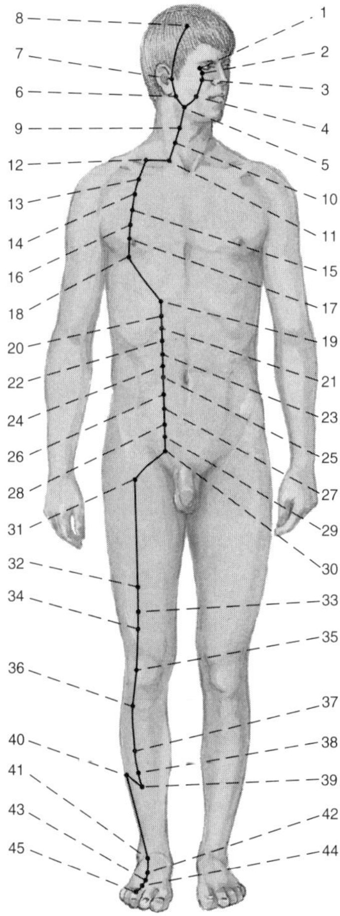

Verlauf des Lungenmeridians

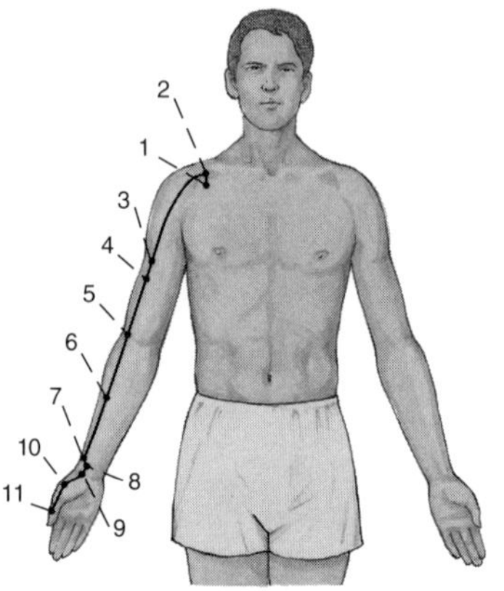

Verlauf des Herzmeridians

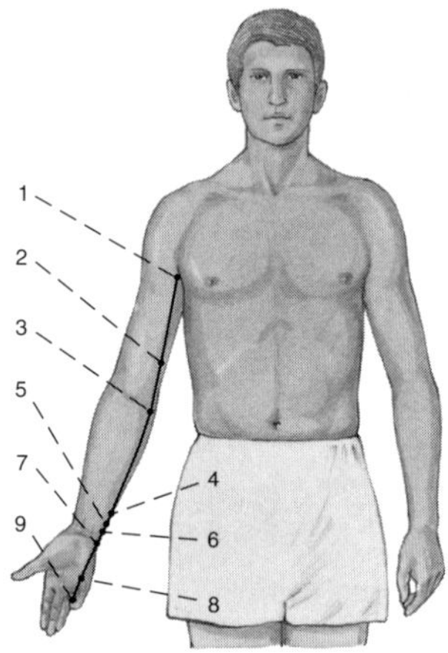

Verlauf des Dickdarmmeridians

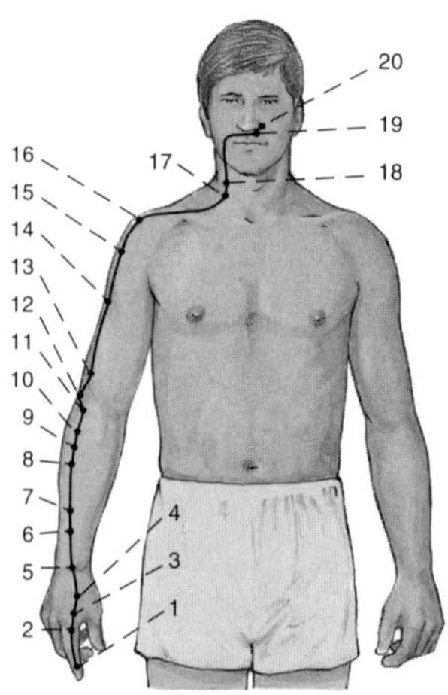

Verlauf des Perkardmeridians

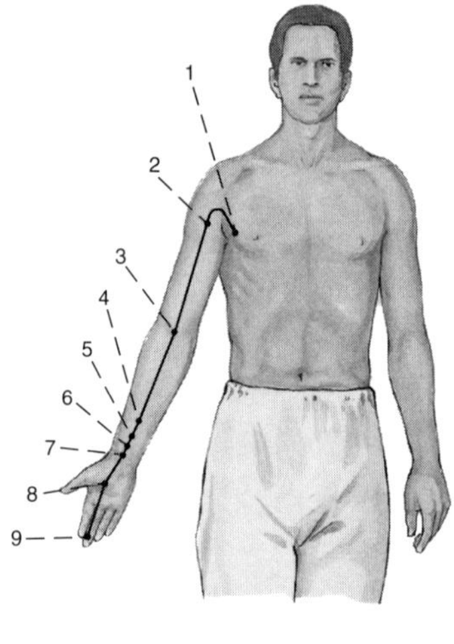

Verlauf des Lenkergefäßes

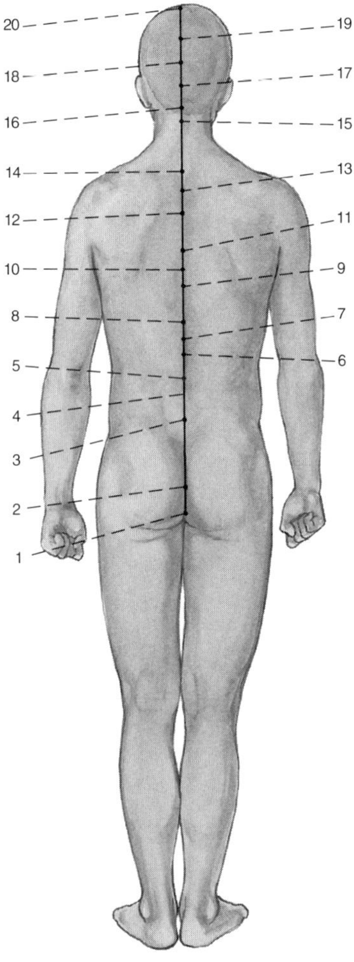

Verlauf des Milz-Pankreas-Meridians

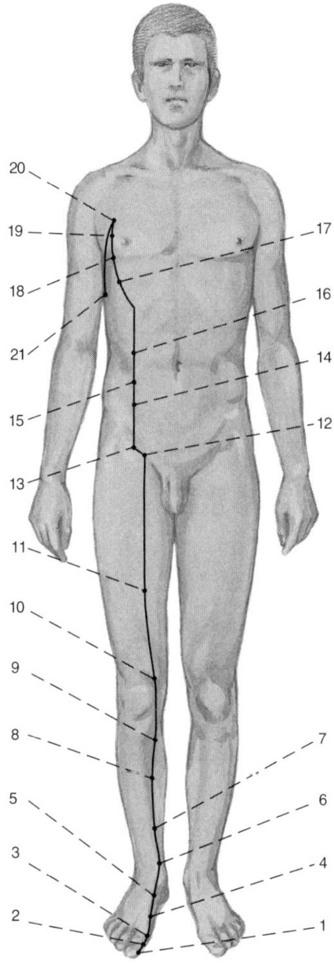

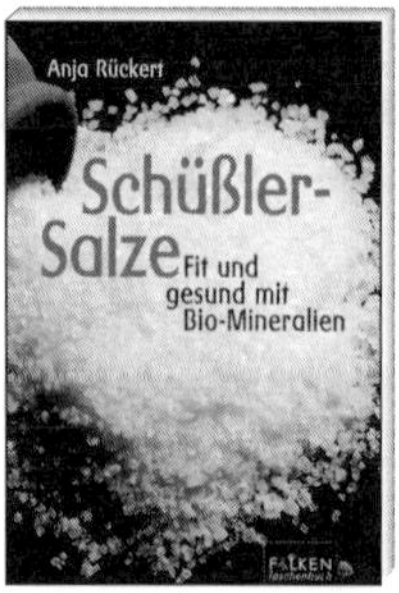

Schüßler-Salze
Von A. Rückert – 128 S., kartoniert
ISBN: 3-635-**60518**-2
Preis: DM 14,90

Der menschliche Organismus braucht Mineralstoffe und Spurenelemente, um reibungslos zu funktionieren. Dieses Buch informiert Sie über die Anwendung der Schüßler-Salze, in denen die Zellnährstoffe enthalten sind.

Natürlich entgiften mit der Öl-Zieh-Kur
Von I. Hammelmann – 80 S., kartoniert
ISBN: 3-635-**60391**-0
Preis: DM 10,90

Das „Kauen" von hochwertigem Sonnenblumenöl dient der Entgiftung des Körpers und trägt dazu bei, die Abwehrkräfte zu stärken. Wie das Ölkauen funktioniert und welche Naturheilmethoden die positive Wirkung der Ölkur unterstützen, erläutert dieser Ratgeber.

Die sagenhafte Heilkraft der Papaya
Von H. W. Tietze – 80 S., kartoniert
ISBN: 3-635-**60396**-1
Preis: DM 12,90

Schon lange ist den Naturvölkern die Heilkraft der Papaya bekannt. Sie wirkt gegen Infektionen, als Beruhigungs- und Stärkungsmittel. Auch bei Krebserkrankungen wird ihr heilende Wirkung nachgesagt.
In diesem Ratgeber erfahren Sie mehr über die Papaya und ihr Konzentrat.

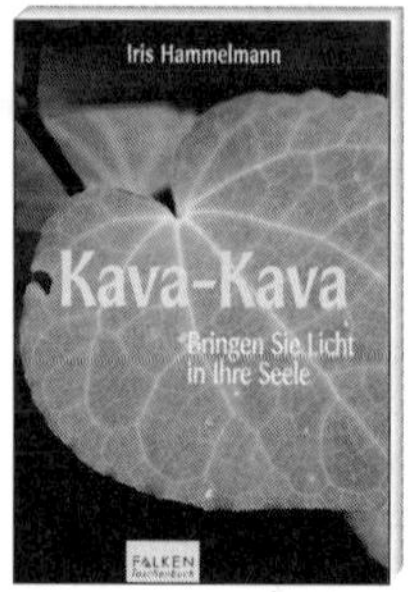

Kava-Kava
Von I. Hammelmann – 80 S., kartoniert
ISBN: 3-635-**60514**-X
Preis: DM 12,90

Die exotische Wurzel aus der Südsee macht mit ihrer Heilkraft von sich reden. Der Ratgeber informiert Sie über die entspannende, beruhigende Wirkung des Wurzelextrakts, welcher u.a. gegen Schmerzen, Depressionen und Niedergeschlagenheit helfen kann.

Teebaumöl für Gesundheit und Schönheit
Von S. Poth – 80 S., kartoniert
ISBN: 3-635-**60344**-9
Preis: DM 12,90

Teebaumöl wird wegen seiner guten Wirksamkeit geschätzt, es ist vielseitig und gut verträglich. Dieses FALKEN Taschenbuch beschreibt fundiert die verschiedenen Therapien und Anwendungen in der alltäglichen Körperpflege.

Grüner Tee
Von C. Teufl – 80 S., kartoniert
ISBN: 3-635-**60150**-0
Preis: DM 14,90

Grüner Tee ist ein feiner und zugleich heilsamer Genuss. Dieser Ratgeber stellt die verschiedenen Grünteespezialitäten vor und informiert Sie über die richtige Zubereitung, die Inhaltsstoffe und die Heilwirkungen.

Stand der Preise: 1.2.1999. Änderungen vorbehalten

Astrologie

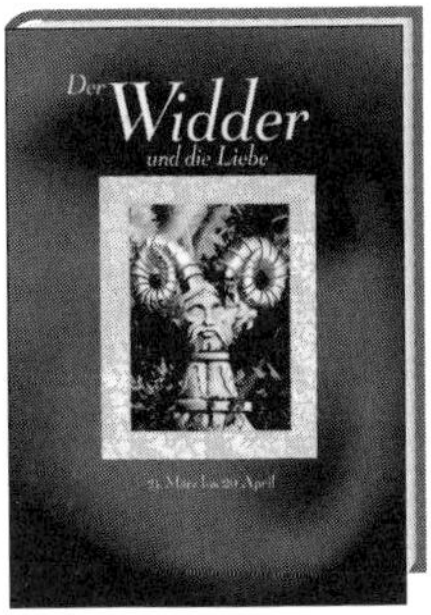

Der Widder und die Liebe
ISBN: 3-8068-**1901**-7
Die anderen Sternzeichen dieser Reihe:

1902-5	Stier
1903-3	Zwilling
1904-1	Krebs
1905-X	Löwe
1906-8	Jungfrau
1907-6	Waage
1908-4	Skorpion
1909-2	Schütze
1910-6	Steinbock
1911-4	Wassermann
1912-2	Fisch

Liebeshoroskope für Verliebte: Wer mehr über seinen Partner oder die Partnerin erfahren will, bekommt hier das Charakterbild der Erwählten analysiert und die Beziehungschancen dargestellt – einfühlsam, liebevoll und nicht mit astrologischen Begriffen überfrachtet.

Alle Bücher haben 80 Seiten, sind durchgehend vierfarbig, gebunden und kosten **DM 14,90**.

Liebes-Horoskop
Von W. Noé – 120 S., kartoniert
ISBN: 3-635-**60297**-3
Preis: DM 12,90

Die Sterne prägen die erotische Anziehung und sie können der Schlüssel zu tieferer Einsicht in Bezug auf sexuelle Bedürfnisse und Vorlieben sein. Dieser astrologische Ratgeber zeigt Ihnen den Weg zu einer befriedigenden und erfüllten Partnerschaft. Finden Sie heraus, bei welcher Sternzeichenkombination prickelnde Erotik sich von selbst einstellt und bei welcher mehr Verständnis und Toleranz nötig sind.

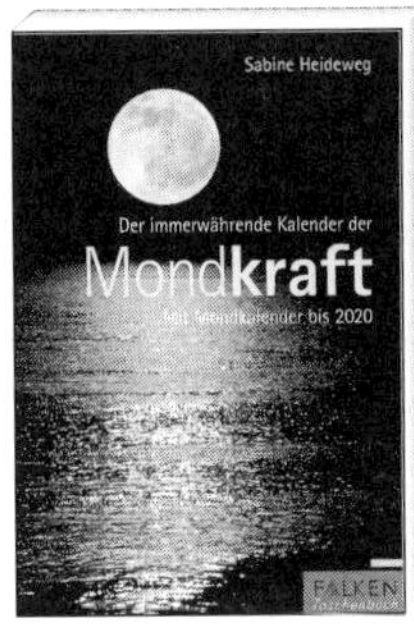

Der immerwährende Kalender der Mondkraft
Von S. Heideweg – 160 S., kartoniert
ISBN: 3-635-**60301**-5
Preis: DM 14,90

Die Kraft des Mondes wirkt und hilft. Wie Sie davon im täglichen Leben am besten profitieren, verrät Ihnen dieser Ratgeber.

Kraft der Sonne, Kraft des Mondes
Von S. Heideweg – 208 S., kartoniert
ISBN: 3-635-**68009**-5
Preis: DM 29,90

Im Einklang mit Sonne und Mond leben – Dieser astrologische Ratgeber bietet eine umfassende Orientierungshilfe für die Zeitplanung mit den kosmischen Kräften im Alltag.

Chinesisches Horoskop
Von G. Haddenbach – 88 S., kartoniert
ISBN: 3-635-**60006**-7
Preis: DM 9,90

Im uralten chinesischen Horoskop steht jedes Jahr unter dem Zeichen eines von insgesamt 12 Tieren, die Charakter und Schicksal des Menschen beeinflussen.
In diesem Buch finden Sie Antworten zu Charakter, Liebe und Schicksal.

Die 12 Sternzeichen
Von G. Haddenbach – 144 S., kartoniert
ISBN: 3-635-**60032**-6
Preis: DM 12,90

Es gibt eine Verbindung zwischen Ihrem Charakter und den Gestirnen. Überprüfen Sie mit diesem Ratgeber, inwiefern die Ihrem Sternzeichen zugeschriebenen Eigenschaften auf Sie persönlich zutreffen.

FALKEN FALKEN Taschenbuch

Stand der Preise: 1.2.1999. Änderungen vorbehalten

Getränke

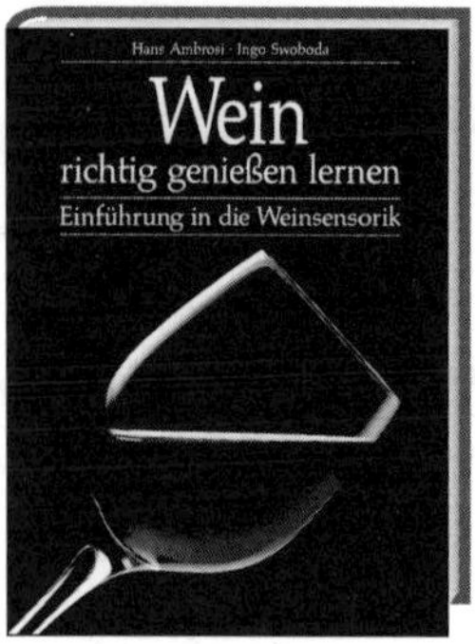

Wein richtig genießen lernen
Von Dr. H. Ambrosi, I. Swoboda –
128 S., gebunden
ISBN: 3-8068-**4809**-2
Preis: DM 29,90

Dieses Buch vermittelt das Grundwissen, das benötigt wird, um einen Wein fachgerecht beurteilen zu können. Dabei ist es weit entfernt von Fachbelehrung und trockener Wissenschaft.

Was Weinfreunde wissen wollen
Von H.-G. Dörr, Prof. Dr. K. Röder, F. John –
224 S., gebunden
ISBN: 3-8068-**7342**-9
Preis: DM 29,90

Über 130 der häufigsten Fragen zum Thema Wein werden in diesem Buch beantwortet. So erhält der Weinfreund grundlegende Informationen über Weinbau, Weinqualität, Weinproben, Lagerung und Haltbarkeit.

Weinlexikon
Von Dr. H. Ambrosi – 384 S., gebunden
ISBN: 3-8068-**4942**-0
Preis: DM 39,90

Alles über den Wein in mehr als 1.500 Stichworten und rund 250 Abbildungen: Anbau und Lagen, Herstellung und Lagerung, Weinbauländer und Rebsorten und vieles mehr. Fachbegriffe werden erklärt, Weine zum Essen empfohlen, Weinproben geschildert.

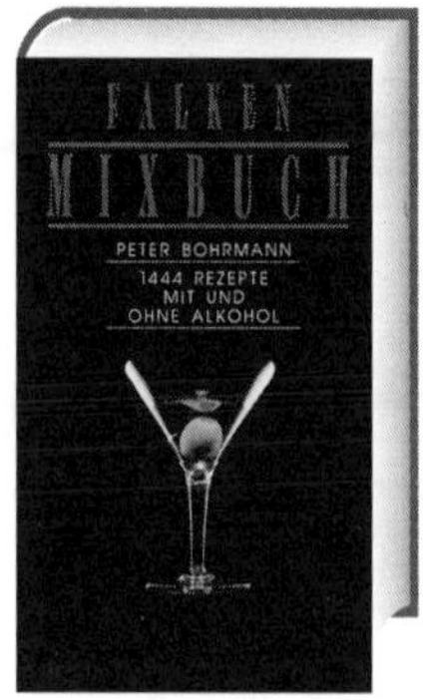

FALKEN Mixbuch
Hrsg.: P. Bohrmann – 560 S.,
227 Farbfotos, gebunden
ISBN: 3-8068-**4733**-9
Preis: DM 39,90

Mixen wie ein Profi – mit Hilfe dieses Buches ist das kein Problem! 1.444 Rezepte warten darauf, gemixt zu werden. Eine ausführliche Warenkunde für alle Zutaten sowie viele Tipps und Tricks zur Zubereitung und zum Dekorieren garantieren optimales Gelingen und vollendeten Genuss.

Bowlen und Punsche
Hrsg.: F. Brandl – 64 S., kartoniert
ISBN: 3-8068-**1954**-8
Preis: DM 9,90

Phantasievolles für heiße und für kalte Tage – in diesem Buch finden Sie über 100 Rezepte für fruchtig-spritzige Bowlen und aromatische Punsche sowie viele Hintergrundinformationen. Für jeden Geschmack ist etwas dabei – mit und ohne Alkohol.

Alkoholfreie Drinks
Hrsg.: B. Schwiers – 64 S., kartoniert
ISBN: 3-8068-**1947**-5
Preis: DM 9,90

Es geht auch „ohne“. Verwöhnen Sie sich und Ihre Gäste mal mit Drinks ohne Alkohol. Das Buch zeigt Ihnen die große Vielfalt der alkoholfreien Mixgetränke von kalorienarmen Light Drinks über exotische Tropical Drinks bis zu verführerischen Milchshakes.

FALKEN